◎ 谷万里 主编

以平为期

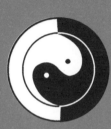

名中医谷万里临证百案

湖南科学技术出版社

《以平为期——名中医谷万里临证百案》编委会名单

主　编　谷万里

副主编　王静静　刘贯龙　谷秋昱

编著者　（按姓氏笔画排序）

王静静　尹俊艳　刘　君　刘贯龙

江秀东　孙庆军　吴　丹　谷万里

谷秋昱　范海燕　庞延苹　黄振钧

焦　存　谢　敏

疾病虽多，不越内伤外感。不足者补之，以复其正；有余者去之，以归其平。天下无神奇之法，只有平淡之法，平淡之极，乃为神奇。

——孟河医派中医大家费伯雄

前　言

　　我出生于一个中医世家，父母都是中医主任医师，全家都从事中医工作。虽有家传，但我仍然按部就班地走过了高等中医院校教育之路，先后毕业于山东中医药大学和北京中医药大学，取得了中医硕士和博士学位。

　　从学校到医院，从书本到实践，从科研到临床，从经验到理论，从有方到无方，从日诊三五个患者到一天200多人，其中体会颇多。读经典，跟明师，多临床，确为中医成才必由之路，其中感悟，间或述于笔端，见诸报刊。

　　中医药学术进步与事业发展的关键在临床疗效，疗效是彰显中医学优势的最有力抓手。15年前，我跟博士生导师史载祥教授赴江苏南通参加首届著名中医药学家学术传承高层论坛，史载祥教授在大会开幕式后作了大会特邀报告，会后由我整理以《再看"朱良春现象"》为题发表在《中国中医药报》上。文中提到：临床疗效是块试金石，是迄今为止一切医学的核心问题，也是中医学强大生命力之所在；临床疗效是中医安身立命之本，是中医学术的核心竞争力。为此，我们必须在临床实践方面多下功夫，成为一名理论密切联系实践的临床家。正如首届国医大师朱良春先生所说："中医之生命在于学术，学术之根源本于临床，临床水平之检测在于疗效。"对此自己内心深有感触。

　　从跟随父亲谷越涛（第三、第四、第六批全国老中医药专家学术经验继承工作指导老师、首届山东省名中医、山东省名老中医）、母亲王桂枝（聊城市中医院主任医师）学习，到跟师山东中医药大学硕士生导师祝德军教授、北京中医药大学中日友好医院博士生导师史载祥教授深造，再到2017年底有幸通过全国考试，被遴选为国家中医药管理局岐黄工程第四批全国优秀中医临床人才，拜师全国名中医山东中医药大学王新陆、丁书文老师。转益多师，学思践悟，深感在年届半百之际，不能只是忙于临床工作，也应该抽出时间来思考、整理临床医案，总结其中的经验和规律，以期更好地指导临床，知行合一，提高疗效。

虽然每周有5日都在门诊，平均每日门诊量在150人次左右，下班后顿觉疲惫不堪，还是决心从2020年元旦始，请自己的学生和同道帮忙，将近年拍照留存的临床验案中，选择100个医案转录成文字，务求真实。自己也每日挤出两小时的时间来，理出思路，指导学生查找文献资料，写出按语。虽为自己浅见之整理，但如能对同道有所借鉴和裨益，对中医学术有微薄之功，则为吾之大幸。

书稿草成之际，我想起了2019年10月在上海参加"章朱学派学术思想及临证经验传承研讨班"时，幸会编辑出版《国医大师朱良春全集》的张碧金老师，遂不揣浅陋，谈了自己的想法，得到张老师的大力支持，方成此册。

于讨论书名时，退思良久，忆及《素问·至真要大论》说："谨察阴阳之所在而调之，以平为期。""无问其数，以平为期，此其道也。"《素问·三部九候论》亦言："无问其病，以平为期。""以平为期"就是"谨守病机，各司其属。有者求之，无者求之；盛者责之，虚者责之。必先五胜，疏其血气，令其调达，而致和平，此之谓也。"（《素问·至真要大论》）"以平为期"就是把"太过""不及"调整过来，就是"中病即止，勿过其度"的中和之道。《素问·平人气象论》对健康有一个非常简洁的定义："平人者，不病也"。《素问·调经论》亦云："阴阳均平，以充其形，九候若一，命曰平人。"平人是整体趋于中正平和之人，或以中药调至阴阳平衡，使患者复之于平。总之，"平"就是不病，就是健康；"期"指医者之目的追求；"以平为期"乃中医治病的最高境界。

本书医案均为平时所录之验案，贵在皆是临床实录。为顾及到面，每种疾病最多不超过两个验案。虽涉及临床各科，但皆平常之法，平常之药，平淡无奇。然既有效，必含其理，故以按语试析之，或未尽达意，但或可示人以思路。

守正创新是中医学术发展的时代主题，章次公先生提出的"发皇古义，融会新知"是先贤的守正创新，扎根临床是我的父辈对中医的毕生坚守。

"平"即"守正";"期"即"期望",以期学术之发展。用古方合方加减,抑或与时俱进以个人经验方治疗今病,何尝不是"创新"?寿人济世乃吾习医之初心和愿景,2017年吾有幸添入山东省名中医之列,故名之曰:《以平为期——名中医谷万里临证百案》。

前人有云,中医60岁方可成才,虽未尽然,但说明了中医成才周期较长,需要临床实践的磨炼,才能成为明医。由于本人尚才疏学浅,加之时间紧促,书中不足甚至错误之处在所难免。因此,书成之际,心中忐忑。然"丑媳妇总要见公婆",读者评判正是我学习进步的机缘,遂不揣浅陋,借此书求正于同道,恳请广大读者批评指正。至感至谢!

无己医者

于"国医亚圣"成无己故里聊城

目 录

第一章 内科疾病

壹 肺系疾病

一、感冒

感冒是感受触冒风邪，邪犯肺卫而导致的常见外感病，临床表现以鼻塞、流涕、喷嚏、咳嗽、头痛、恶寒、发热、全身不适为特征。古代文献对本病认识较早，早在《黄帝内经》中就有相关记载。如《素问·骨空论》云："风者百病之始也……风从外入，令人振寒，汗出头痛，身重恶寒。"现代医学中普通感冒、上呼吸道感染、急性病毒性咽炎和喉炎、急性疱疹性咽峡炎、急性咽结膜炎、急性扁桃体炎等都可参照本病进行辨证论治。

病案一 王某，女，40岁。

2019年1月22日初诊 患者3日前感受风寒后出现头痛，以两侧太阳穴处为著。咽部疼痛，吞咽时明显。伴有恶寒发热，无汗，骨节酸痛，咳嗽无痰，口干不苦，晨测体温38℃。舌淡红、苔薄白，脉右寸关弦滑大、尺沉，左脉沉弦。

【辨证】太阳伤寒表实证。

【治则】疏风散寒，发汗解表。

【方药】麻黄汤。

> 麻黄10 g 桂枝10 g 杏仁10 g 炙甘草6 g
>
> 2剂，水煎服，每日1剂

嘱患者服药后盖被，微微发汗。

二诊（1月24日）　服药2剂后汗出症解，现无明显不适，遂停药。

【按】太阳伤寒证为外感风寒，肺气失宣所致。风寒之邪外袭肌表，使卫阳被遏，腠理闭塞，营阴郁滞，经脉不通，故见恶寒、发热、无汗、头身痛；肺主气属卫，外合皮毛，寒邪外束于表，影响肺气的宣肃下行，则上逆为咳。本案患者外感风寒后出现头痛，为风邪上受之证候，虽以头两侧的太阳穴处疼痛为著，且咽痛、口干，然无口苦，故排除少阳病；恶寒发热、无汗、骨节酸痛，均为太阳风寒表实证的典型表现。肺气为风寒所束，奋起抗邪，故右手寸脉现弦滑大之象。舌淡红、苔薄白，说明外邪尚未入里化热，故仍可治以发汗解表之法。

麻黄汤是治疗外感伤寒表实证的经典方，首见于《伤寒论》第35条："太阳病，头痛发热，身疼腰痛，骨节疼痛，恶风无汗而喘者，麻黄汤主之。"方中麻黄苦辛性温，归肺、膀胱经，善开腠发汗，祛在表之风寒，宣肺平喘，开闭郁之肺气。由于本证属卫郁营滞，单用麻黄发汗，只能解卫气之闭郁，所以又用透营达卫的桂枝解肌发表，温通经脉，既助麻黄解表，使发汗之力倍增，又畅行营阴，使疼痛之症得解。二药相须为用，是辛温发汗的常用组合。杏仁降利肺气，与麻黄相伍，一宣一降，以恢复肺气之宣降，加强宣肺平喘之功，是为宣降肺气的常用组合。炙甘草既能调和麻、杏之宣降，又能缓和麻、桂相合之峻烈，使汗出不致过猛而耗伤正气，是使药而兼佐药之用。四药配伍，表寒得散，营卫得通，肺气得宣，则药后诸症可愈。

麻黄汤一直被历代医家视为发汗峻剂，只有辨证明确、体质较强且正气充足的患者才可使用。谷万里临床使用麻黄汤，一般处方1~2剂，告知患者药后如法将息，以得小汗出为度，避免大汗而伤正气。如果患者服用麻黄汤后汗出过多而出现乏力、自汗等气虚不固的情况，可以玉屏风散固护其表而纠正发汗过度所致的表虚。

病案二　李某，男，24岁。

2018年3月10日初诊　患者因高热半天来诊，体温39℃，恶寒，无汗，腰痛，头枕部疼痛，口干，咽痒。舌质红、苔薄腻，脉浮紧。血常规：中性粒细胞0.84，淋巴细胞0.80。

【辨证】外感风寒，内有实热。

【治则】发汗解表，兼清里热。

【方药】大青龙汤加味。

> 麻黄8g　桂枝10g　杏仁10g　石膏30g　生姜6g　大枣6g
> 葛根15g　炙甘草6g
> 2剂，颗粒剂，冲服，每日1剂

复诊（3月12日）　服药1剂后汗出热退，昨晚体温37.7℃，今日35.8℃。身有微汗，不恶寒，头身不痛，但咳黄痰。舌质红、苔薄腻，脉寸弦大。证属痰热蕴肺，治则清肺化痰：

> 石膏30g　杏仁10g　桔梗10g　黄芩10g　半夏10g　茯苓20g
> 甘草6g　鱼腥草15g
> 颗粒剂，3剂，冲服，每日1剂

药后诸症消失。

【按】感冒以风邪为主因，因为风为六淫之首，流动于四时之中，故外感为病，多以风为先导，但在不同的季节，常常和当令之气相合伤人，而表现出不同的证候，如风寒、风热、风燥、风湿等。然人体是否发病，关键在于卫气的强弱，还有感邪的轻重，外邪侵犯人体，或从口鼻而入，或从皮毛入侵，病位多在上焦，外邪入侵，肺卫首当其冲，感邪之后，会出现卫表不和及肺系症状。

本案患者外感风寒束表，卫阳被遏则恶寒发热；腠理闭塞则无汗；寒客经络则头身疼痛，寒邪客于太阳膀胱经则头枕部疼痛；热伤津则口渴，兼有风邪则咽痒。方中用麻黄、桂枝、生姜辛温发汗以散风寒，能使内热随汗而泄。甘草、生姜、大枣甘温补脾胃、益阴血，以补热伤之津；无津不能作汗，又可以充汗源。石膏甘寒清解里热，与麻黄配伍能透达郁热。杏仁配麻黄，一收一散，宣降肺气利于达邪外出。诸药配伍，寒热并用，表里同治。针对患者头枕部疼痛，加入葛根，解足太阳膀胱经之风寒。

复诊时，虽然表已解，但里有痰热，故予清肺化痰之方。药后痰热去而诸症愈。

〔尹俊艳　整理〕

二、咳嗽

咳嗽是指肺失宣降，肺气上逆作声，咳吐痰液而言，是肺系疾患常见证候之一。古代医家曾将有声无痰者称为咳，有痰无声者称为嗽，有痰而又有声者称为咳嗽。验之临床，咳与嗽很难截然分开，故通称为咳嗽。咳嗽病名最早见于《黄帝内经》，如《素问·宣明五气论》云："五气所病……肺为咳。"《素问·咳论》云："五脏六腑皆令人咳，非独肺也。"咳嗽的病变部位主要在肺系，肺系受邪，或皮毛闭塞，或气道失畅，皆致肺气不宣，失于清肃，肺气上逆而发生咳嗽。外感咳嗽属于邪实，为六淫外邪犯肺，肺气壅遏所致；内伤咳嗽，病理因素主要是痰和火。外感咳嗽和内伤咳嗽可相互为病，互为因果。咳嗽既是独立的病症，又是肺系疾病一个常见的症状，可见于现代医学中急慢性支气管炎、支气管扩张等。

病案 苑某，女，42岁。

2015年2月24日初诊　患者3个月前外感后出现咳嗽、发热等症，经口服中西医药物治疗后，诸症大减，唯咳嗽仍阵作。现时咳嗽有痰、味咸，咳甚则遗尿，畏寒，纳眠尚可，二便调。平素月经基本规律，经色暗。舌稍红、苔薄白，脉寸大、尺沉。

【辨证】外感风寒，内有痰饮。

【治则】解表散寒，温化痰饮。

【方药】小青龙汤合麻黄杏仁甘草石膏汤加减。

半夏10g　桔梗10g　炒杏仁10g　五味子10g　细辛3g　干姜6g
肉桂6g　石膏15g　炙麻黄6g　桑螵蛸10g　炙甘草3g
7剂，水煎服，每日1剂

二诊（3月3日）　药后咳止，基本无痰，仍畏寒，手足冷，纳眠可，二便调。舌淡红、苔薄白，脉寸大、尺沉。上方继服7剂，配合金匮肾气丸口服。

后患者家属来诊，述患者服上方后咳止。

【按】本案患者感冒后经过治疗，其他症状减轻，唯余咳嗽，为外邪未解，内有痰饮，方用小青龙汤（《伤寒论》第40条）和麻黄杏仁甘草石膏汤（《伤寒论》第63条）解表散寒、温化痰饮。方中麻黄辛温发表、开泄腠理而散邪；石膏清热泻火、生津止渴。两药合用，麻黄温热之性受到制约，辛温而不助热；石膏得麻黄辛散之性，凉降而不碍散表。用杏仁降气平喘，合麻黄一升一降条畅肺气，加强平喘之力。干姜、细辛合用以温肺化饮，同时配伍半夏进一步增强化痰逐饮之力。五味子司肺之阖，益阴生津，以防姜辛耗散肺气。炙甘草和中调药，甘草合石膏还可甘寒生津，并保护胃气，防止石膏质重伤胃。加用桔梗化痰止咳宣肺，肉桂温阳散寒。同时患者痰咸，咸入肾，且咳则遗尿，故加用桑螵蛸补肾助阳，收涩固精缩尿。全方起到解表散寒，温化痰饮之效。

二诊时，患者用药后仍畏寒、手足冷，结合舌脉，考虑患者肾阳不足，配合金匮肾气丸以温补肾阳，用药后诸症消失。

〔尹俊艳　整理〕

三、喘证

喘证是以呼吸困难，甚至张口抬肩，鼻翼扇动，不能平卧为特征的一种疾患。喘证的症状轻重不一，轻者表现为呼吸困难，不能平卧；重者动则喘甚，鼻翼扇动；严重者，喘促不能缓解，面青唇紫，汗出如珠，甚至发为喘脱。喘证最早见于《黄帝内经》，如《灵枢·五阅五使》云："肺病者，喘息鼻张。"病因主要有外邪侵袭，痰浊内盛，情志不遂、肺肾虚弱等，致使肺气上逆，宣降失职，或者气无所主，肾失摄纳而成。临床上如支气管哮喘、慢性喘息型支气管炎、肺炎、肺气肿、心源性哮喘、肺结核、硅肺等疾病，在发生呼吸困难的阶段，可按本证进行辨证论治。

病 案 崔某，男，54岁。

2015年9月16日初诊 患者近5日来出现喘憋胸闷，每于凌晨发作，伴有咳嗽，无痰，咽部干痒不适，纳可，眠差，二便调。舌质红、中裂纹、苔少，脉寸弦大、尺沉。肺功能检测：小气道通气障碍。西医诊断为支气管哮喘。

【辨证】风邪袭肺，肺失宣降。

【治则】祛风宣肺止咳。

【方药】过敏煎和止嗽散加减。

> 乌梅15 g 防风10 g 五味子10 g 桔梗10 g 紫菀10 g 蜜百部10 g
> 白前10 g 麦冬10 g 地龙10 g 僵蚕10 g 蝉蜕8 g
> 炙麻黄8 g 甘草6 g
> 14剂，水煎服，每日1剂

二诊（9月30日） 服上方2剂后憋喘症缓解，现仍轻咳，口苦，口中异味，纳、眠可，二便调。舌象同前，脉寸弦、尺沉。上方去乌梅、蝉蜕、僵蚕、白前、地龙，加柴胡12 g，黄芩、半夏、白芍、炒杏仁各10 g。7剂，水煎服，每日1剂。

三诊（10月7日） 药后诸症缓解。现无任何不适。舌淡红、苔薄白，脉寸弦细。上方继服7剂以善后。

半年后随访，未再复发。

【按】喘证的发病机制主要在肺肾两脏，"肺为气之主，肾为气之根"。实喘在肺，当祛邪利肺；虚喘在肺肾两脏，当培补摄纳，补肺纳肾。本案患者舌质红、中有裂纹、舌苔少，为素体阴虚之象，今发作性憋喘、胸闷，且多在凌晨出现，伴咳嗽无痰，脉寸弦大、尺沉，为风邪袭肺，导致肺气宣降失司，肺气壅闭所致，故当以养阴祛风、宣降肺气为主。

过敏煎方出自《祝谌予经验集》，是治疗过敏的经验方，由防风、银柴胡、乌梅、五味子、甘草组成，全方只有5味药，但组方严谨，寒热共济，有收有散，被称为当代经方，临证可根据具体症状加减。

止嗽散来源于《医学心悟》卷三，全方温润和平，温而不燥，润而不腻，散寒不助热，解表不伤正，是程国彭治咳的经验方，为后世医家广泛使用。止嗽散为治疗外感风邪，或因治不如法而表解不彻底，或因迁延失治而其邪未尽，邪郁于肺，肺气不宣的常用方，无论寒热，均可用本方加减。正如程国彭所云："本方温润和平，不寒不热，既无攻击过当之虞，大有启门驱贼之势，是以客邪易散，肺气安宁。"过敏煎联合止嗽散在临床上应用比较广泛，对于一些有过敏因素参与的咳嗽治疗效果很好，过敏煎得止嗽散则加强了祛风理肺之力，止嗽散得过敏煎则祛风散邪之力更强。两方合用，疏风解表宣肺，理气化痰止咳，治疗证属风邪犯肺者，疗效明显。

本案方中以乌梅之酸敛肺生津止咳，防风辛温散风，五味子酸温益气敛肺，紫菀、百部、白前止咳化痰，桔梗宣肺理气，加用炙麻黄宣肺平喘、辛散开郁，麦冬润肺生津。患者凌晨木气生发之时出现喘憋胸闷，伴有咽痒，为风动之象，故加用僵蚕、地龙、蝉蜕熄风解痉，同时地龙还可以清肺平喘，甘草调和诸药，共奏养阴祛风、宣肺平喘之功。

二诊患者憋喘减轻，口苦，口中异味，乃邪入少阳，故加用小柴胡汤中柴胡、黄芩、半夏和解少阳，加杏仁降肺气而平喘。三诊则症状完全缓解。

〔尹俊艳　整理〕

四、哮病

哮病是由于宿痰伏肺，遇诱因或感邪引触，以致痰阻气道，肺失肃降，痰气搏击所引起的发作性痰鸣气喘疾患。元代朱丹溪首创哮喘病名，在《丹溪心法》一书中作为单篇论述，并提出了"哮喘专主于痰"。发作时以喉中哮鸣有声，呼吸气促困难，甚至喘息不能平卧为主要表现。明代虞抟《医学正传》对哮与喘作了明确区分，指出"哮以声响言，喘以气息言"。咳嗽变异性哮喘是指以刺激性干咳为唯一或主要临床表现，通常咳嗽较剧烈，夜间咳嗽为其重要特征，无明显喘息、气促等症状，但有气道高反应性的一种不典型哮喘。故本病根据症状表现可归属于"哮病"的范畴。

病案 付某，女，29岁。

2019年9月18日初诊 患者1周前因受凉后出现咳嗽，伴有胸闷气短，症状逐渐加重，后出现痉挛性咳嗽，咳甚则吐，喉中伴有哮鸣音，胸闷喘憋。遂于某省级医院呼吸科就诊，诊断为"咳嗽变异性哮喘"，给予糖皮质激素雾化吸入5日，效果不显。现咳喘甚，且伴有心悸不适。纳、眠尚可，二便调。舌红、苔白腻，脉寸关弦紧、尺沉。既往有过敏性鼻炎病史多年，每于季节交替时发作。

【辨证】风痰阻肺证。

【治则】祛风化痰，宣降肺气。

【方药】麻杏石甘汤、止嗽散合半夏厚朴汤加减。

> 炙麻黄6 g 石膏30 g 炒杏仁10 g 桔梗10 g 紫菀10 g 防风10 g
> 百部10 g 黄芩10 g 桑白皮10 g 僵蚕10 g 半夏10 g 厚朴10 g
> 紫苏子10 g 甘草6 g
> 7剂，水煎服，每日1剂

二诊（9月25日） 服上方后咳喘症状明显减轻，已停用雾化剂。舌脉同前，效不更方，遂上方继服7剂。

【按】本病病机特点多为风痰闭肺，致肺失宣降，发为哮病。其中伏痰为主要病理因素，故病机核心为宿痰伏于内，而风邪外袭风痰互结，上阻于肺。对此《丹溪心法》提出了"未发以扶正气为主，既发以攻邪气为急"的治疗原则。

本例患者受风寒后出现咳嗽不止，渐出现喉中哮鸣音、胸闷、憋喘等症，此为外感风寒邪气，未及时表散，邪蕴于肺，肺气上逆，则咳嗽不止，胸闷、憋喘；邪壅肺气，气不布津，聚液生痰，则喉中哮鸣有声；加之患者既往有过敏性鼻炎病史，素体肺气不固，易受外邪侵袭而发病。

麻杏石甘汤具辛凉宣肺，清热平喘之效。本案方中配伍桔梗、紫菀、防风、百部、甘草，取止嗽散之意。止嗽散功可宣利肺气，疏风止咳，治疗风邪犯肺证。紫菀、百部两药味苦，均入肺经，其性温而不热，润而不腻，皆可止咳化痰，对于新久咳嗽皆可。桔梗，味苦辛而性平，善于开宣肺气。本案以防风易荆芥，增强祛风解表之力。甘草调和诸药，合桔梗又有利咽止咳之功，是为佐使之用。

半夏、厚朴、紫苏子三味药，取半夏厚朴汤之意，以行气化痰。配伍僵蚕既能祛风，又能化痰，为喉科之要药。黄芩清肺热，以治痰瘀化热之象；桑白皮降气化痰，止咳平喘；甘草为使，具补脾益气，祛痰止咳，缓急止痛，清热解毒，调和诸药之功。诸药合用，可祛风化痰，宣降肺气，哮病得除。

〔王静静 整理〕

五、肺胀

肺胀是指多种慢性肺系疾病反复发作，迁延不愈，肺脾肾三脏虚损，从而导致肺管不利、气道不畅、肺气壅滞、胸膺胀满为病理改变，以喘息气促，咳嗽咳痰，胸部膨满，胸闷如塞，或唇甲发绀，心悸浮肿，甚至出现昏迷、喘脱为临床特征的病证。肺胀的病名首见于《黄帝内经》。《灵枢·胀论》云："肺胀者，虚满而喘咳。"《灵枢·经脉》云："肺手太阴之脉……是动则病肺胀满膨膨而喘咳。"指出了本病虚满的基本性质和典型症状。

病案 肖某，男，71岁。

2016年10月1日（呼吸科）会诊 患者因"咳嗽、咳痰、气喘5年余，加重3小时"入住某医院呼吸科。近10日以来反复发热，最高体温39.4 ℃，以慢性支气管炎并感染应用抗生素效果差，体温暂时下降，继反复升高。胸部CT示：支气管炎，肺气肿，肺多发结节，考虑良性病变。现咳嗽，咳痰色黄、质黏稠，憋喘，口干，纳差，腹胀，尿黄，大便稀。舌暗红、苔白腻，脉弦滑大。

【辨证】三焦湿热内蕴。

【治则】清热化湿，通利三焦。

第一章 内科疾病

009

【方药】 蒿芩清胆汤加减。

> 青蒿 15 g　黄芩 10 g　半夏 10 g　枳实 10 g　竹茹 10 g　苍术 10 g
> 茯苓 20 g　柴胡 15 g　白扁豆 20 g　甘草 6 g
> 3 剂，水煎服，每日 1 剂

二诊（10 月 4 日）　服药后体温略降，今晨体温 37.8 ℃，仍咳嗽、黄痰，憋喘减轻，腹胀减，纳增，口干。舌暗红，苔白腻，脉弦滑大。此为痰热蕴肺证，治以清热化痰之法，改为苍术白虎汤合柴胡温胆汤加减：

> 石膏 30 g　知母 10 g　苍术 10 g　柴胡 15 g　黄芩 10 g　半夏 10 g
> 茯苓 20 g　枳实 10 g　竹茹 10 g　桔梗 10 g　杏仁 10 g　甘草 6 g
> 3 剂，水煎服，每日 1 剂

三诊（10 月 8 日）　今测体温 37.1 ℃，咳嗽、憋喘减轻，少许黄痰，腹胀减，饭量如常，大便正常。上方加用鱼腥草 15 g，陈皮 10 g。继服 7 剂。

后随访患者体温正常，咳喘缓解出院。

【按】 肺胀的病理性质多属标实本虚。临证要分清标本主次，虚实轻重。一般感邪发作时偏于标实，平时偏于本虚。标实为痰浊、瘀血，早期痰浊为主，渐而痰瘀并重，并可兼见气滞、水饮错杂为患。后期痰瘀壅盛，正气虚衰，本虚与标实并重。

本案患者属于肺胀之实证，首诊发热为湿遏热郁，阻于三焦，三焦气机不畅所致。痰热壅阻上焦，则咳嗽、咳痰甚或憋喘；湿热中阻，脾胃运化失常，则口干，纳差，腹胀；湿热下注则小便黄，大便偏稀。

蒿芩清胆汤出自《重订通俗伤寒论》，由温胆汤化裁而来，是俞根初专为湿热郁阻少阳而立。本案方中青蒿清透少阳邪热，黄芩善清胆热，两药合用，既能清透少阳湿热，又能祛邪外出；竹茹善清胆胃之热，化痰止呕；枳实下气宽中，除痰消痞；半夏燥湿化痰，和胃降逆；茯苓利水渗湿，导邪从小便而出；苍术燥湿化痰，配伍白扁豆健脾化湿，善去中焦之痰湿。加柴胡解肌退热，舒解少阳郁热；甘草调和诸药。如此则三焦分消，湿热尽去矣。

二诊药后体温下降，但仍高于正常，辨证为痰热蕴肺证，治以清热化痰。苍术白虎汤出自宋代许叔微《普济本事方》，由白虎汤加苍术组成。白虎汤为辛凉重剂，清阳明湿热，配伍苍术燥湿健脾，以绝生痰之源；合小柴胡汤以和解少阳，解肌退热；温胆汤理气化痰除湿，如此则痰热俱除矣。三诊患者体温正常，诸症减轻，加鱼腥草以清热解毒，清肺中痰热；陈皮理气健脾，燥湿化痰。痰热清而肺气宣降如常。

〔尹俊艳　整理〕

（贰）脾胃系疾病

一、胃脘痛

　　胃脘痛是由于胃气阻滞，胃络瘀阻，胃失所养，不通则痛导致的以上腹胃脘部发生疼痛为主症的病证，又称胃痛。胃痛的部位在上腹部胃脘处，俗称心窝部。古典医籍中对本病的论述始见于《黄帝内经》，如《素问·六元正纪大论》云："木郁之发……民病胃脘当心而痛，上支两胁，膈咽不通，食饮不下。"常由外感寒邪，饮食伤胃，情志不遂，脾胃虚弱，以及气滞、瘀血、痰饮等病因所致，可一种病因单独致病，也可多种病因共同致病。常见于现代医学的胃、十二指肠黏膜炎症、溃疡等，上消化道 X 线钡餐透视、纤维胃镜及病理组织学等检查，有助于诊断。

病案　宋某，男，53岁。

2020年1月6初诊　患者3年前无明显诱因开始出现胃脘部疼痛，每于饱餐后或生气时诱发，伴有胃脘痞满不适，曾于当地医院行胃镜检查示：慢性浅表性胃炎，Hp（＋＋＋）。曾间断口服中西药物治疗（具体不详），效果一般。现胃脘部隐痛不适，腹部胀满，嗳气频，口干，自觉咽部有异物感，纳可，眠差，每于凌晨1点左右醒后难以入睡，汗出较多，大便时溏，小便调。舌淡红、苔白腻，关尺脉弦滑。

【辨证】肝气犯胃，湿邪中阻。

【治则】疏肝理气，化湿和胃。

【方药】陈平汤合小柴胡汤加减。

半夏10g　陈皮10g　苍术10g　厚朴10g　茯苓20g　黄芩10g

柴胡12g　香附10g　木香10g　甘草6g　　白扁豆15g

7剂，水煎服，每日1剂

二诊（1月14日）　服上方后胃痛即止，现睡眠明显改善，夜间基本不觉醒，可睡至清晨5时左右。口不干，腹胀减轻，大便基本正常。余无明显不适。舌淡红、苔白腻，脉关尺弦滑。效不更方，继服7剂以巩固疗效。

【按】胃脘疼痛的性质可表现为胀痛、隐痛、刺痛、灼痛、闷痛、绞痛等，常因病因病机的不同而异，其中尤以胀痛、隐痛、刺痛常见。可有压痛，按之其痛或增或减，但无反跳痛。其痛有呈持续性者，也有时作时止者。其痛常因寒暖失宜，饮食失节，情志不舒，劳累等诱因而发作或加重。常伴有食欲减退，恶心呕吐，吞酸嘈杂等症状。治疗以理气和胃止痛为基本原则，旨在疏通气机，恢复胃腑和顺通降之性，通则不痛。

本案患者属于肝气犯胃、湿邪中阻两个胃脘痛常见证型的合并证候，故针对病机选择陈平汤（即二陈汤合平胃散）、小柴胡汤合方治疗。二陈汤是燥湿化痰之祖方，平胃散是理中焦脾胃之气而化湿的经典方，二者相合，针对痰湿中阻，功专化湿理气和胃。加白扁豆健脾化湿和中，临证遇脾胃虚弱，纳差，大便溏泻者，常习用之。

谷万里常提及早年在跟随其母亲王桂枝主任医师学习时的谆谆教诲："见胃之病，莫忘疏肝"，故以小柴胡汤斡旋中焦而疏达、和解气机，加香附、木香，增强理气止痛之功。且本案患者凌晨症状加重可从厥阴、少阳入手，往往具有良效。香附归肝、脾、三焦经，李时珍称之为"气病之总司，女科之主帅"，《本草纲目》云其："手足厥阴、手少阳，兼行十二经、八脉气。"木香入肺、肝、脾经，行气止痛、温中和胃，"治心腹一切气，止泻，霍乱，痢疾，安胎，健脾消食。疗羸劣，膀胱冷痛，呕逆反胃"（《日华子本草》）。故加此二味药，加强理气和胃止痛之功。

【附】胃脘痛是中医临床最常见的疾病之一，发病率高，中医药具有良好的疗效。本书限于百案，仅举一例。谷万里治疗本病经验丰富，认为在辨证治疗时应该注意以下几点：

1. 脾胃同治 六腑以通为用，胃的生理特点是"降"，以降为顺，而其病理特点是"滞"。明代医家吴昆认为"脾胃宜利而恶滞"，这应该是对脾胃生理及病理特点的高度概括，故胃脘痛的治疗首要在于通降，疏通气机，恢复其降浊的功能。脾胃同居中焦，相互影响，两者为表里关系，且脾可为胃行其津液，胃也可为脾行受纳腐熟之职，脾升胃降共同维持着中焦的升降。若脾升清功能失常，不能为胃行其津液，则胃降浊失常，必产生腹胀、疼痛、呕逆等症。

在临证中多根据脾胃两者的关系，脾胃同治，升降同用，根据脾虚多生湿，湿郁常化热之特点，健脾多采用党参、白术、白扁豆、山药等甘平微温之品，运脾不助热，可仿东垣在健脾药中少佐一点风药，一来可助化湿，二来亦佐脾升阳。胃为戊土，多气多血，在辨证时多首辨虚实、在气在血，胃气虚者多用理中汤加减温之，胃阴虚者常选养胃汤合芍药甘草汤少佐理气之品治疗，至于胃气壅滞导致的腹胀、呕逆者多选用枳术丸合旋覆代赭汤加减。

2. 顾护胃气 张介宾在《景岳全书·杂症谟·脾胃》中云："凡欲察病者，必先察胃气；凡欲治病者，必常顾胃气。胃气无损，诸可无虑。"这是对胃气为五脏之本的高度概括。胃为多气多血之腑，各种病理因素一旦影响到胃内气血的运行，就会出现胃痛，故胃痛的根本治疗在于调和气血。外感六淫、情志不调、饮食失节，都会阻滞胃气，导致胃失和降，出现疼痛、嗳气、纳呆等症状，临床多投以陈皮、半夏、枳实、木香、槟榔、大腹皮等辛香理气之品，这类药对改善患者症状确有实效，然胃病患者尤其是慢性患者往往需要长期服药，久服此类药物容易耗气伤阴。

脾胃病不外虚实两端，实证虽有痰湿、气滞、血瘀、热毒等之分，但必与中焦正气虚弱有关，正如《黄帝内经》所论"正气存内，邪不可干，邪之所凑，其气必虚"，所以脾胃病多是在脾胃虚弱的基础上复受外邪侵袭形成正虚邪实的证型。故在治疗脾胃病处方时处处顾护胃气，时时遵循"中焦如衡，非平不安"之训，慎用攻积之峻药，临证多选用香附、玫瑰花、佛手、绿萼梅、香橼皮等药，用量多为 10 g 左右，此类药轻灵辛散，理气不伤阴，对于那些需长时间服药的患者尤为合适。

同时，扶正为主，祛邪为辅，即"养正积自除"，考虑到中焦虚弱为脾胃病之本，多以党参、白术、黄芪、茯苓、大枣等药来补益脾胃，其中党参用量多在10~20 g，此药守而不走，固守中州，大补中焦之虚；白术用量多在10~30 g，此药为阳明经之药走而不守，既可健脾胃，又可助脾升清，脾升则胃降。这样既做到祛邪不伤正，又补中不滞邪，正复邪安，邪去正安。

3. 疏泄肝胆　脾胃与肝胆同居中焦，肝主疏泄，主一身气机的升降出入，脾主运化，胃主和降，脾胃为人身气机之枢纽。肝脾主升，胆胃主降，共同发挥疏理气机升降，协调气机运化的功能。《素问·六元正纪大论》云："木郁发之，民病胃脘当心而痛。"肝气疏泄失常，一为疏泄不及，土失木疏，气壅而滞；一为疏泄太过，横逆脾胃，肝脾不和。忧思恼怒，肝气郁结，横逆犯胃，气机阻滞，胃失和降，则疼痛、胀满连及两胁。对于单纯由于肝气横逆引发的胃痛，而中气不虚者，多采用柴胡疏肝散加一些和胃消导之品治疗；若是既有中气虚弱，又有肝气横逆往往用逍遥散合金铃子散再加消食导滞之药治疗。

胆者，中正之官，清净之府，喜宁谧，恶烦扰，喜柔和，恶抑郁。胆主少阳升发之气，如果胆腑郁热或气郁，皆可影响少阳之升发、胆腑之疏泄，中正之官失其宁谧，则可致胆胃不和，则胃失和降，常见恶心、呕吐、反酸等胃气上逆等症状，一般使用黄连温胆汤加减治疗。

4. 多法同用　脾胃同居中焦，一脏一腑，在生理上相互联系，关系密切，然胃为戊土，脾为己土，戊阳己阴，两者的生理特点又有差异，正是这种生理差异决定了两者发病的不同，柯韵伯将这种差异描述为"实则阳明，虚则太阴"，高度概括了脾胃的病理差异。脾病多虚证，多阳虚；胃病多实证，多湿热，所以脾胃病常常虚实夹杂，寒热错杂，这也为辨证和治疗增加了困难。

临床中常见到胃痛日久，多见虚实兼现，寒热错杂的复杂证候，虚多为脾胃气虚，实为气滞、血瘀、湿热、食滞相互交织，故在治疗时往往难以把握，分不清孰轻孰重。在处理这种情况时，可将补虚、行气、活血、利湿、消食、清热融合在一方当中，组成一寒热互调，补虚祛邪的复方，抓住中虚的主要矛盾，根据症状将行气、活血、消食、清利湿热等适当组合，虽然方看似杂乱，但临床确有实效。

在临床中，中医辨证的同时，也应注重中西医结合，吸收现代医学的成果，时常参考胃镜、病理活检等结果。"有形诸内，必形诸外"，这些结果可以看作是中医"望诊"的延伸，也是脾胃病辨证的重要依据。例如，对幽门螺杆菌检查阳性者常加入蒲公英，该药善于清热解毒，现代研究还能清除幽门螺杆菌；对于胃镜检查发现有溃疡者，常加入白及，该药能促进溃疡面愈合；对胃内有息肉、增生者，多用莪术、三棱等，不但善于行气活血，还可破血消除癥瘕积聚。

5. 注重调护 慢性胃病是"三分治，七分养"，日常饮食调护非常重要，直接影响疗效和预后。除了饮食规律、定时定量、温度适宜外，可根据患者不同的体质给予食疗处方来帮助慢性胃病患者康复，如气虚体质嘱日常多食用黄豆、香菇、大枣、蜂蜜等；阳虚体质日常多食用羊肉、生姜等；湿热体质多食用绿豆、黄瓜、莲子、芹菜等。

〔江秀东　整理〕

二、腹痛

腹痛是指胃脘以下，耻骨毛际以上部位发生疼痛为主要表现的一类病证。《金匮要略·腹满寒疝宿食病脉证治》对腹痛的病因病机和症状论述颇详，并提出了虚证和实证的辨证要点，"病者腹满，按之不痛为虚，痛者为实，可下之"。《诸病源候论·腹痛病诸候》首次将腹痛作为单独证候进行论述，并有急慢腹痛之论。

病　案　杨某，女，65岁。

2019年1月29日初诊　患者1个月前无明显诱因出现下腹部冷痛，畏寒喜暖，得热则舒。自觉小腹部下坠感，余无明显不适，纳眠尚可，二便正常。舌红、苔腻，脉寸关弦滑大、尺沉。

【辨证】痰湿壅滞，气机不畅。

【治则】燥湿化痰，理气止痛。

【方药】陈平汤加减。

> 厚朴10 g　陈皮10 g　苍术10 g　半夏10 g　茯苓20 g　木香10 g
>
> 黄芩10 g　乌药10 g　肉桂3 g　甘草6 g
>
> 10剂，水煎服，每日1剂

二诊（2月9日）　小腹部冷痛感较前减轻，无口干口苦，余症同前。脉寸关弦、尺沉。上方去黄芩，改肉桂6 g。10剂，水煎服，每日1剂。

三诊（2月19日）　下腹部冷痛感消失，现自觉胁肋部胀满不适，生气后加重，纳眠可，二便调，脉寸弦、尺沉。上方加香附10 g，去厚朴。7剂，水煎服，每日1剂。

四诊（2月26日）　近来饮食不注意致下腹部冷痛不适反复，舌脉同前。上方加高良姜10 g。7剂，水煎服，每日1剂。

五诊（3月5日）　症不明显。舌嫩、苔薄白，脉寸关弦、尺沉。上方7剂继服。

【按】腹痛的病因病机也比较复杂。凡外邪入侵，饮食所伤，情志失调，跌仆损伤，以及气血不足，阳气虚弱等原因，引起腹部脏腑气机不利，经脉气血阻滞，脏腑经络失养，均可发生腹痛。临证应辨其寒热虚实，在气在血及标本缓急。本病治疗当以"通"字立法，在辨明寒热虚实用药的基础上适当辅以理气、活血、通阳等疏导之法，标本兼治。

本案患者下腹部冷痛，畏寒喜热，恰似单纯的阳虚寒凝之腹痛，然结合患者舌脉应辨证为痰湿壅滞、气机不畅之证。湿性为阴邪，重着下注，故腹部下坠感。

陈平汤是二陈汤与平胃散之合方，适用于脾胃不和，痰湿内阻，不思饮食，胸膈痞闷，脘腹胀满，肢体倦怠，恶心呕吐，嗳气泄泻，舌淡红，苔白腻而厚，脉缓或沉滑等症。脾为生痰之源，脾胃运化失司，则水液代谢失调，内生痰湿水饮。脾喜燥恶湿，故治以燥湿化痰。痰随气升降，气顺则痰消，故辅以理气化痰。平胃散中苍术苦温性燥，除湿运脾；厚朴行气化湿，消胀除满；陈皮理气化滞，甘草甘缓和中，诸药相合，燥湿运脾，行气和中，为治疗湿困脾胃之主方。合二陈汤中半夏、茯苓则燥湿理气化痰之力增强。

本案郁而有化热之势，故加黄芩以清热燥湿；加木香以增强理气化痰之力，配伍小剂量乌药、肉桂温阳散寒，行气止痛，取"少火生气"，温化寒湿之效。药后则腹痛减，二诊无口干口苦，故去黄芩，加大肉桂用量以增强温化寒湿之力。三诊则腹痛止，因肝气不舒，胁肋胀痛，故加香附以疏肝解郁理气止痛。后随症调理半月余，诸症缓解。

〔王静静　整理〕

三、噎膈

噎膈是由于食管干涩，食管、贲门狭窄所致的以咽下食物梗塞不顺，甚则食物不能下咽到胃，食入即吐为主要临床表现的一类病证。噎即梗塞，指吞咽食物时梗塞不顺；膈即格拒，指食管阻塞，食物不能下咽到胃，食入即吐。噎属噎膈之轻症，可以单独为病，亦可为膈的前驱表现。现代医学中的食管癌、贲门癌、贲门痉挛、食管贲门失弛缓症、食管憩室、食管炎、食管狭窄、胃神经症等，会出现本病证表现。

病案　梁某，男，72 岁。

2016 年 7 月 30 日初诊　患者近 1 个月来无明显诱因出现进食时梗阻感，吞咽费力，无疼痛感。3 日前于本院行胃镜检查示：食管狭窄、胃息肉；病理示：管状腺瘤。自觉口中黏腻，舌红、苔厚腻，脉寸关弦滑大。24 小时动态心电图检查示：频发室性早搏。

【辨证】脾胃湿热，痰气交阻。

【治则】健脾燥湿，行气化痰。

【方药】半夏厚朴汤加减。

半夏 10 g	厚朴 10 g	紫苏梗 10 g	苍术 10 g	白芥子 10 g
黄芩 10 g	茯苓 20 g	赭石 20 g	威灵仙 15 g	龙骨 30 g
牡蛎 30 g	甘草 6 g			
14 剂，水煎服，每日 1 剂				

二诊（8 月 13 日）　咽喉症减。现吞咽梗阻感明显减轻，口黏改善，晨起偶有口苦。舌红、苔黄腻，脉关弦滑。上方加浙贝母 10 g，柴胡 12 g。14 剂，每日煎服 1 剂。

1 个月后随访，共服药 28 剂，吞咽梗阻感基本消失，饮食基本正常。半年后随访未复发。

【按】《四圣心源》云："噎膈者，阳衰土湿，上下之窍俱闭也。脾阳左升，则下窍能开；胃阴右降，则上窍不闭。下窍开，故旧谷善出；上窍开，故新谷善纳。新旧递嬗，出纳无阻，气化循环，所以无病。其上下之开，全在中气。中气虚败，湿土淫塞，则肝脾遏陷，下窍闭涩而不出，肺胃冲逆，上窍梗阻而不纳，是故便结而溺癃，饮碍而食格也。"

此例患者突然出现进食时梗阻感，吞咽费力，且无疼痛感，为明显的噎膈症状，痰气交阻，闭塞胸膈，食管不利。自觉口中黏腻，舌红、苔厚腻，脉寸关弦滑大，脾胃湿热，痰气郁阻之象。故以半夏厚朴汤行气散结，降逆化痰，配以苍术、黄芩健脾燥湿，清泄邪热，白芥子、威灵仙助化痰散结之力，赭石镇逆气，降痰涎。《医学衷中参西录》云："降胃之药，实以赭石为最效。"因频发室性早搏，又配以龙骨、牡蛎镇心安神。

二诊症状显减，但出现口苦，《伤寒论》云："少阳之为病，口苦，咽干，目眩也。"遂加柴胡，取小柴胡汤方义，和解少阳。舌苔由白转黄，加浙贝母以助清热化痰散结之功。

〔孙庆军　整理〕

四、嘈杂

《景岳全书》云："嘈杂一证，或作或止，其为病也，则腹中空空，若无一物，似饥非饥，似辣非辣，似痛非痛，而胸膈懊，莫可名状，或得食而暂止，或食已而复嘈，或兼恶心，而渐见胃脘作痛。"嘈杂可单独出现，又常与胃痛、吐酸兼见。现代医学中的胃溃疡、十二指肠球部溃疡、慢性胃炎等，常出现以嘈杂为主要表现者。

病案　王某，女，61岁。

2019年11月19日初诊　患者近1周来出现胃脘部灼热不适，伴反酸烧心，无胃脘疼痛，无恶心呕吐，左侧持续性耳鸣，食欲尚可，睡眠质量差，每于凌晨2—3时即醒，醒后难以再次入睡，二便正常。舌红、苔白厚腻，脉关弦滑大。

【辨证】肝郁化火，痰热内扰。

【治则】疏肝解郁，清热化痰。

【方药】二陈汤合半夏泻心汤加减。

半夏 10 g　陈皮 10 g　苍术 10 g　黄芩 10 g　夏枯草 10 g　茯苓 20 g

黄连 6 g　龙骨 30 g　牡蛎 30 g　甘草 6 g　瓦楞子 15 g

7 剂，水煎服，每日 1 剂

二诊（11 月 26 日）　服上方后胃脘灼热感减轻，偶有反酸，纳可，凌晨 2—3 时仍易醒，舌红、苔白腻，脉同前，时有结代。Holter 示：频发室性早搏，4219 次/24 h。上方加柴胡 12 g。7 剂，水煎服，每日 1 剂。

三诊（12 月 3 日）　药后症状明显减轻。现胃脘部灼热感消失，睡眠明显改善，夜间基本不觉醒。舌脉同前。效不更方，上方继服 7 剂以善后。

【按】嘈杂常有胃热、胃寒、血虚之不同。胃热者多因过食醇酒肥甘、积滞中焦，滋生痰湿，郁而化热，痰热内扰所致；胃虚者多因素体虚弱，或久病不愈，脾胃气损，或过食寒凉生冷之物，损伤脾阳，以致胃虚气逆所致；血虚者多因禀赋薄弱，酒色劳倦，或思虑过度，耗伤心脾，或因失血过多，或产后病后，致营血不足，使胃失濡润所致。

此例患者病因痰热内扰，胃失和降，"胃不和则卧不安"（《素问·逆调论》），以致睡眠质量差。故治以二陈汤合半夏泻心汤清化痰湿、理气和中，加苍术、瓦楞子以燥脾健脾、制酸消痰。左侧持续性耳鸣，凌晨 2—3 时即醒，此为肝郁化火，故加夏枯草、龙骨、牡蛎以清肝平肝、镇静安神。

二诊症状减轻，但凌晨 2—3 时仍易醒。《伤寒论》云："少阳病欲解时，从寅至辰上（凌晨 3 时至 9 时）"凌晨 3 时是少阳之气生发之时，如果机体因为外邪或者痰湿郁阻，阻碍少阳生发之气，往往出现不寐、口苦咽干，胸胁苦满，心烦喜呕等症状，故加柴胡，以小柴胡汤方义和解少阳。三诊症状基本消失，舌脉未变，继续服药以善后。

〔孙庆军　整理〕

五、痞满

痞满指中焦气机阻滞，脾胃升降失职所致的自觉心下痞塞壅滞、胸膈胀满不适、触之无形、按之胀满、压之无痛为主要症状的病证。《伤寒明理论》云："若心下满而硬痛者，此为结胸也；但满而不痛者，此为虚痞。盖实邪留结，则为硬为痛；虚邪留滞，则但满而不硬痛也。"症状表现与浅表性胃炎、萎缩性胃炎、功能性消化不良、胃下垂等相似。

病案 陈某，男，46岁。

2011年11月17日初诊 患者近1年来出现胃脘胀满不适，饮酒后加重，伴有烧心，嘈杂不适，口苦，面赤鼻红，纳可，眠一般，盗汗，小便黄，大便不成形。舌嫩红、苔白厚腻，脉左寸关弦大、右关弦滑大。泌尿系彩超示：前列腺钙化。

【辨证】湿热中阻。

【治则】清热化湿，理气和中。

【方药】半夏泻心汤合平胃散加减。

半夏 10 g	黄芩 10 g	党参 10 g	厚朴 10 g	陈皮 10 g	苍术 10 g
枳实 10 g	牡丹皮 10 g	栀子 10 g	黄连 6 g	茯苓 20 g	
煅瓦楞子 15 g					

5剂，水煎服，每日1剂

二诊（11月22日） 药后胃胀减轻，烧心未作，盗汗减轻。近日饮酒较多，自觉眼睛分泌物较多，二便正常。舌淡红、苔薄白，脉弦滑。上方去煅瓦楞子、厚朴，加菊花、郁金、白术各10g。7剂，水煎服，每日1剂。

三诊（11月29日） 药后症止，舌脉同前。上方继服7剂以善后。

【按】脾胃同居中焦，脾主升清，胃主降浊，共司水谷的纳运和吸收，清升浊降，纳运如常，则胃气条畅。若因表邪内陷入里，饮食不节，痰湿阻滞，情志失调，或脾胃虚弱等各种原因导致脾胃损伤，升降失司，胃气壅塞，即可发生痞满。《伤寒论》第149条云："若心下满而硬痛者，此为结胸也，大陷胸汤主之。但满而不痛者，此为痞，柴胡不中与之，宜半夏泻心汤。"

此例患者饮酒后加重，临床表现为湿热蕴蒸，热郁于内；盗汗，大便不成形，可见患者病证虚实相兼。《伤寒明理论》云："痞者，邪留在心下。故治痞曰泻心汤，黄连味苦寒，黄芩味苦寒。内经曰'苦先入心，以苦泄之'。泻心者，必以苦为主，是以黄连为君，黄芩为臣，以降阳而升阴也。半夏味辛温，干姜味辛热，内经曰'辛走气，辛以散之'。散痞者必以辛为助，故以半夏干姜为佐，以分阴而行阳也。甘草味甘平，大枣味甘温，人参味甘温，阴阳不交曰痞，上下不通为满。欲通上下，交阴阳，必和其中，所谓中者，脾胃是也。脾不足者，以甘补之。故用人参甘草大枣为使，以补脾而和中，中气得和，上下得通，阴阳得位，水升火降，则痞消热已，而大汗解矣。"本案初诊以半夏泻心汤加减辛开苦降、清热除痞。配以平胃散燥湿化痰、健脾和胃，加枳实、瓦楞子以助化痰消痞之功，治胃灼热（烧心）之疾；面赤鼻红，为长期饮酒导致的肝胃郁热，故加牡丹皮、栀子以清热凉血。

二诊胃胀减轻，胃灼热未作，故去厚朴、瓦楞子，加白术补脾益气。饮酒较多，自觉眼睛分泌物较多，肝胆湿热显著，故加菊花、郁金以清肝明目、清热利胆。并再三劝其限酒，以免湿热反复。三诊症状消失，效不更方，继续服药以善后。

〔孙庆军　整理〕

六、便秘

便秘是指粪便在肠内滞留过久，秘结不通，排便周期延长，或周期不长，但粪质干结，排出艰难，或粪质不硬，虽有便意，但便而不畅的病证。便秘由大肠传导功能失常导致，既是一种独立的病证，也是一个在多种急慢性疾病过程中经常出现的症状。

病案　贾某，男，85岁。

2017年8月12日初诊　患者因"大便干，肛门时流清水多日"来诊，大便 4 日未排，精神稍带倦色，舌红嫩、苔腻，脉关尺弦滑大。

【辨证】热结旁流。

【治则】清热通下，峻下热结。

【方药】大承气汤加味。

> 大黄 6 g　芒硝 3 g　枳实 6 g　厚朴 6 g　甘草 3 g
>
> 颗粒剂，3 剂，冲服

二诊（8 月 15 日）　大便已不干，容易排出，但行走仍时流清水，舌嫩红、苔薄黄，脉关尺弦滑大。积滞已通，虑及患者年老体衰，下利清水有气机下陷之机，上方去芒硝，加黄芪 20 g，升麻 6 g，以健脾补中，升阳举陷。

三诊（8 月 20 日）　药后精神明显好转，肛门流清水明显减少，虑及患者年老体弱，不宜久攻，实证去其八九即可，即去大黄，加党参 15 g，以补脾气；仙鹤草 20 g，涩肠止泻。由缓攻变为以补为主、攻补兼施之剂。

四诊（9 月 6 日）　由于路途遥远，患者在家另找其他医生看诊，具体用药不详，便秘反复，活动心悸，尿频，舌嫩红、苔少，脉弦数、寸弱。证属气阴两虚，于二诊的基础上加生地黄以滋阴，处方：

> 大黄 6 g　　芒硝 3 g　　枳实 6 g　　厚朴 6 g　　甘草 3 g　　黄芪 20 g
>
> 升麻 6 g　　生地黄 15 g
>
> 颗粒剂，7 剂，冲服

【按】《黄帝内经》中已经认识到便秘与脾胃受寒、肠中有热和肾病有关。《伤寒论》首先提出了将便秘从阴阳分类，指出："其脉浮而数，能食，不大便者，此为实，名曰阳结也。其脉沉而迟，不能食，身体重，大便反硬，名曰阴结也。"提出了寒、热、虚、实不同的发病机制，设立了承气汤的苦寒泻下，麻子仁丸的养阴润下，厚朴三物汤的理气通下，以及蜜煎导诸法，为后世医家认识和治疗本病确立了基本原则。

大承气汤治疗热结旁流出自《伤寒论》第 321 条：少阴病，自利清水，色纯青，心下必痛，口干燥者，可下之，宜大承气汤。热结旁流是中医对阳明腑实证的一个特殊症状的描述。阳明腑实证是热邪入阳明之腑，与肠中燥屎相结而成的里实热证。临床表现有下利清水、色纯青，其气臭秽，脐腹疼痛，按之坚硬有块，口舌干燥，脉滑实。乃燥屎坚结于里，胃肠欲排不能，逼迫津液从燥屎旁流下所致。

　　该患者属于虚实夹杂之证，大便不通，先急则治标，通因通用，故用大承气汤，方中以大黄苦寒泄热大通便、荡涤肠胃为君药；臣以咸寒的芒硝，既助大黄泄热，又能软坚润燥，二药相须为用，增强峻下之力。积滞内阻，腑气不通，而气机不畅，实热积滞难以下泄，故以厚朴行气散满，枳实消痞破结，助大黄、芒硝加速积滞的下行，共为佐使。四药合用，具有峻下热结的功用，但又考虑到患者年老体弱，恐其不堪攻伐，又加甘草以缓之，即寓调胃承气汤之意，改峻剂为缓攻，使大承气汤在虚实夹杂病证中亦有用武之地。大便通畅后，中病即止，去芒硝即改为小承气汤，加黄芪、升麻，以健脾补中，升阳举陷。患者的气色改善，同时大便仍然通畅，遂继续加大益气养阴之品，逐步撤掉攻下之大黄，渐收其功。

〔庞延苹　整理〕

七、泄泻

　　泄泻是以大便次数增多，粪质稀薄，甚至泻出如水样为临床特征的一类病证。泄与泻在病情上有一定区别，粪出少而势缓，若漏泄之状者为泄；粪大出而势直无阻，若倾泻之状者为泻，然近代多泄、泻并称，统称为泄泻。《黄帝内经》称本病为鹜溏、飧泄、濡泄、洞泄等。

病　案　蒋某，男，17岁。

2019年9月26日初诊　患者腹泻半年余，大便每日4次，餐后即便，时肠鸣，餐后手足热、眼睑热，饱餐后身乏力，持续1小时。伴有口中黏腻，反复口腔溃疡，嗳气频，睡醒后汗出较多，心悸。小便黄。舌尖红、苔白，脉寸关弦紧、尺沉。

【辨证】肝脾不调，湿热内蕴。

【治则】疏肝理脾，清热祛湿。

【方药】痛泻要方合小柴胡汤、泻黄散加减。

> 白术 10 g　防风 10 g　陈皮 10 g　白芍 10 g(炒)　柴胡 12 g　半夏 10 g
> 黄芩 10 g　栀子 10 g　石膏 30 g　藿香 10 g　　茯苓 20 g　炙甘草 6 g
> 14 剂，水煎服，每日 1 剂

二诊（10 月 13 日）　家人代述，泄泻次数减，大便基本成形，原手足汗止，未发作口腔溃疡。上方继服 14 剂，水煎服。

三诊（10 月 27 日）　药后上症止。近 7 日腹泻反复，每日 5~6 次，伴发热。目前体温正常，但咳，伴腹痛、手足心热、口干。舌红、苔腻，脉寸关弦紧大。改为痛泻要方合止嗽散加减：

> 炒白术 10 g　防风 10 g　陈皮 10 g　桔梗 10 g　紫菀 10 g　炒白芍 10 g
> 牡丹皮 10 g　乌药 10 g　茯苓 20 g　甘草 6 g
> 14 剂，水煎服，每日 1 剂

药后诸症止。3 个月后随访，泄泻未反复。

【按】泄泻的病因有外感、内伤之分，外感之中湿邪最为重要，脾恶湿，外来湿邪，最易困阻脾土，致脾失健运，升降失调，水谷不化，清浊不分，混杂而下，形成泄泻。其他诸多外邪只有与湿邪相兼，方能致泻。内伤以脾虚最为关键，饮食劳倦、情志失调或他脏受邪累及于脾，均可致脾虚不运，水湿不化，下至肠腑为泄泻。外邪与内伤，外湿与内湿之间常相互影响，外湿最易伤脾，脾虚又易生湿，互为因果。本病的基本病机为脾虚湿盛致使脾失健运，大小肠传化失常，升降失调，清浊不分。

本案患者辨证为脾虚肝旺之肝脾不调证。肝气乘脾，脾虚不运，水湿内停，故口黏，苔腻；湿郁化热，湿热下注，则小便黄；脾主四肢，眼睑为肉轮，为脾所主，湿热蕴脾，则手足烦热，眼睑热；湿热阻碍中焦脾胃运化，循经上犯则口舌生疮，舌尖红。

痛泻要方出自《丹溪心法》，方中白术苦甘而温，补脾燥湿以治土虚；白芍酸寒，柔肝缓急止痛，与白术相配，于土中泻木；陈皮辛苦而温，理气燥湿，醒脾和胃；配伍少量防风，具升散之性，与术、芍相伍，辛能散肝郁，香能舒脾气，且有燥湿以助止泻之功，又为脾经引经之药。四药相合，可以补脾胜湿而止泻，柔肝理气而止痛，使脾健肝柔，痛泻自止。配伍小柴胡汤以和解少阳，疏利肝胆气机，则缓肝木之亢盛；合泻黄散以泻脾胃伏火，兼以升散解毒之效。方中加茯苓以健脾助运，利水渗湿。全方诸药合用共奏疏肝理脾、清热祛湿之功。二诊药后症减，三诊因外感致泄泻反复并咳嗽，故以痛泻要方加茯苓、乌药以疏肝理脾，祛湿止痛，合止嗽散加减祛风止咳。药后诸症止，后随访，疾病未反复。

〔焦　存　整理〕

八、唇风

　　唇风是以口唇红肿、痛痒，日久破裂流水，或脱屑皮，或有嘴唇不时𥆧动为主要表现的口腔疾病，因风热湿邪外侵，或脾胃湿热内蕴，上蒸口唇所致。相当于现代医学的慢性唇炎、剥脱性唇炎、继发感染性唇炎。《黄帝内经》最早有唇风症状的描述，称"唇𥆧"。唇风一名首见于明代陈实功《外科正宗》："唇风，阳明胃火上攻，其患下唇发痒作肿，破裂流水，不疼难愈。"

病案　谢某，女，40 岁。

2018 年 3 月 28 日初诊　患者半个月前无明显诱因出现口唇干痒，脱皮，无口舌生疮，纳眠可，二便调。舌质嫩红、苔薄黄，脉左寸、右关滑大。

【辨证】脾胃伏火。

【治则】清火祛风。

【方药】泻黄散。

> 石膏 30 g　防风 10 g　栀子 10 g　藿香 10 g　炙甘草 10 g
> 7 剂，水煎服，每日 1 剂

二诊（4 月 4 日）　上症较前减轻，大便正常。舌同前，脉右关弦滑大、左寸滑大。上方加牡丹皮 10 g。7 剂，水煎服，每日 1 剂。

三诊（4 月 11 日）　口唇未痒，脱皮不明显。舌淡嫩、苔薄，脉关弦稍滑。上方继服。7剂，煎服法同前。

【按】脾开窍于口，其华在唇，足阳明胃经环口唇，口唇属脾胃之外候。正如《诸病源候论》云："脾与胃合足阳明之经，胃之脉也，其经起于鼻，环于唇，其支脉入络于脾，脾胃有风热邪气乘之，而肿发于唇。"《医宗金鉴》云："此症多生于下唇，由阳明胃经风火凝结而成。初时发痒，色红作肿，日久破裂流水，疼如火燎，又似无皮，故风盛则唇不时眴动。"由此可见，唇风与脾胃蕴热有关。

本案方剂泻黄散出自北宋钱乙的《小儿药证直诀》，由藿香、栀子、石膏、甘草、防风组成。因脾属中土，其色为黄，泻脾经之热，故名泻黄散。患者脾胃火旺则口唇脱皮，干痒日久，舌嫩红、苔薄黄，脉左寸、右关滑大。《医宗金鉴·删补名医方论》卷四云："阳明胃多气多血，又两阳合明为热盛，是以邪入而为病常实。"脾开窍于口，唇为外候，今脾胃浮热上蒸于口舌，方中石膏、栀子相配，石膏辛寒用以清热，栀子引热下行从小便解为君药。伏火难遏制不升，故于清热之中配以升散之品，以使寒凉而不致冰伏，升散而不助火焰，乃是清中有散，降中有升之法。藿香化湿醒脾，与防风相配伍，有振复脾胃气机之用，两药为臣。甘草和中泻火，用蜜和酒调服，可缓调中上二焦，使泻脾而不伤脾，皆为佐使。《王旭高医书六种》云："盖脾胃伏火，宜徐徐而泻却，非比实火当急泻也。"本方的配伍特点是：清泻为主，辅以升散，则清中有散，降中有升，寒凉而不致冰伏，升散而不助火焰，佐以甘润和中，以使泻脾而不伤脾。

患者二诊诸症减轻，右关脉弦滑大，此为脾胃仍有郁热之象，故加牡丹皮以清热凉血。药后口唇症状缓解，三诊而愈。

〔王静静　整理〕

九、口疮

口疮是指口腔之唇颊等处黏膜出现圆形或椭圆形淡黄色或灰白色小点，单个或多个不等，周围红晕，表面凹陷，局部灼痛，反复发作，甚则影响饮食吞咽的一类病证。"口疮"病名首见于《黄帝内经》。《素问·气交变大论》云："岁金不及，炎火乃行，生气乃用……民病口疮。"《医碥·杂症》云："口舌状如无皮，曰口疮；糜烂，曰口糜。"其将口疮与口糜进行区分。有关口疮反复发作特点的描述，首见于《外台秘要》，其云"心脾有热，常患口疮，乍发乍差"。本病相当于现代医学的复发性口腔溃疡。

病案 满某，男，63岁。

2019年12月24日初诊 患者1年前因突发室颤，于北京某医院住院并行心脏起搏器植入术。术后反复出现口腔溃疡，或见于口唇，或见于舌边，曾多次口服中、西药物治疗，疗效不理想。近6日再次出现口唇溃疡，伴有口干，纳眠可，二便调。舌红、苔腻，脉右关弦滑。

【辨证】脾火夹湿。

【治则】清火燥湿。

【方药】清胃散合泻黄散加减。

> 黄连10 g　牡丹皮10 g　当归10 g　升麻10 g　石膏30 g　栀子10 g
> 苍术10 g　茯苓20 g　炙甘草6 g
> 14剂，水煎服，每日1剂

二诊（2020年1月7日） 服药1周后口唇溃疡明显减轻，近5日溃疡已经完全消退，口干明显减轻，无其他不适。舌暗红、苔腻，脉关弦滑大。效不更方，上方继服14剂。后随访3个月，口腔溃疡未复发。

【按】口疮辨证应从口与脏腑之间的关系入手。脾气通于口，口为脾之窍；心气通于舌，舌为心之苗；肺主唇白；肝经络舌本；肾脉连咽系舌本，两颊属胆、胃肠、三焦。故口疮发病与脏腑功能失调密切相关，以脏腑功能失调为本，复感外邪或情志、饮食失调，内生火、热、湿、毒、瘀、虚，伤及气、血、阴、阳而发病。辨证以辨虚实为主。

本案患者口疮反复出现1年余，结合症状特点，辨证为脾火内郁，夹杂痰湿上乘口唇。脾喜燥恶湿，以升为健，然脾脏易生郁热，上乘于口为患。治疗当以清热泻火燥湿立法，以清胃散清热凉血兼以升散解毒，泻黄散泻脾之伏火，佐以茯苓健脾渗湿，苍术燥湿健脾，则脾之郁火痰湿俱除矣。

清胃散出自李东垣的《脾胃论》，具有清胃凉血之效。方中用苦寒泻火之黄连为君，直折胃腑之热。臣以甘辛微寒之升麻，一取其清热解毒，以治胃火；二取其轻清升散透发，可宣达郁遏之伏火，有"火郁发之"之意。黄连得升麻，降中寓升，则泻火而无凉遏之弊；升麻得黄连，则散火而无升焰之虞。牡丹皮凉血清热，皆为臣药。当归养血活血，以助消肿止痛，为佐药。升麻兼以引经为使。诸药合用，共奏清胃凉血之效，以使上炎之火得降，血分之热得除。泻黄散中石膏、栀子泻脾胃积热为君；甘草泻火和中为使。配合成方，共奏泻脾胃伏火之功。二方合用可增强清泄脾胃伏火郁热之力。故二诊而症止，后未反复。

〔王静静　整理〕

十、牙痛

牙痛为口腔疾患中常见的症状之一，属中医学"牙槽风""牙宣"范围。临床常分为风火、实火、虚火三型，其中以胃火牙痛最为多见，表现为牙痛剧烈，牙龈红肿，甚则溃烂出血，口臭口渴，苔黄脉滑等，如《四圣心源》云："牙痛者，足阳明之病也。"

病案　王某，女，72岁。

2010年1月25日初诊　患者诉20日前开始出现右侧后下牙痛，近5日渐加重，咀嚼时疼痛加重。伴有口干，口气重，胃脘胀痛，纳一般，眠可，大便干，小便调。舌暗红、苔白厚，脉弦涩。

【辨证】胃火上蒸，痰湿中阻。

【治则】清胃泻火，燥湿化痰。

【方药】清胃散合温胆汤加减。

石膏 30 g　生地黄 10 g　当归 10 g　牡丹皮 10 g　黄连 10 g　升麻 6 g

半夏 10 g　茯苓 15 g　竹茹 10 g　陈皮 10 g　厚朴 10 g　赤芍 10 g

炙甘草 10 g

3 剂，水煎服，每日 1 剂

二诊（1 月 28 日）　牙痛止，可正常咀嚼。现觉牙有木感，口气大，胃脘胀痛。近来腰酸不适，畏寒，纳可，眠差，多梦。二便正常。舌淡红、苔根部白厚，脉弦缓，脉右寸、左尺弱。上方去石膏、生地黄，改炙甘草 6 g，加肉桂 3 g，枳实、白芷各 10 g。7 剂，水煎服，每日 1 剂。

半个月后随访，药后诸症缓解。

【按】胃火牙痛者，多为胃火素盛，胃火上蒸，同时又嗜食辛辣，或外感风热邪毒，引动胃火循阳明胃经上蒸牙床，伤及龈肉，损及脉络而为病。《辨证录》卷三云："人有牙齿痛甚不可忍，涕泪俱出者，此乃脏腑之火旺，上行于牙齿而作痛也。"本案患者诊断为胃火牙痛无疑。胃为多气多血之腑，胃火壅盛，煎灼津液，液炼为痰，故痰热上蒸，发为牙痛。

清胃散治疗胃中积热，火气上攻之证。方中黄连味苦性寒，清胃泻火；生地黄、牡丹皮凉血清热；当归养血活血，以助消肿止痛之功；升麻辛凉散火解毒，引药入阳明之经而上行，共奏清胃凉血之功。本方合温胆汤以增燥湿化痰之力，方中半夏燥湿化痰，和胃止呕；竹茹清热化痰，除烦止呕；半夏与竹茹相伍，一温一凉，化痰和胃，止呕除烦；陈皮辛苦温，理气行滞，燥湿化痰；厚朴燥湿消痰，下气除满；与陈皮相合，则理气化痰之力倍增。茯苓健脾渗湿，以杜生痰之源；加赤芍清热凉血，兼活血化瘀，甘草调和诸药。

二诊诉服药 3 剂牙痛即止，然腰酸畏寒，此为肾阳虚，肾中虚火上炎之象，故方中去石膏、生地黄，加少量肉桂以引火归元，且可温阳散寒；加枳实以行气除痞，白芷祛风止痛消肿。药后诸症缓解。

〔王静静　整理〕

十一、多涎

多涎是唾液分泌过多，频繁吞咽或吐出，甚至自行流出口外之症，亦称喜唾。唾液又称口液、口水、口津、唾沫，其中较清稀的称作涎，较稠厚的称作唾。《黄帝内经太素·卷第二十九》云："津液各走其道，目为泣道，腠理为汗道，廉泉为涎道，鼻为涕道，口为唾道也。"多涎，现代医学称为唾液腺分泌增多症。在小儿常见，多由脾虚所致，如《证治准绳·幼科》云："小儿多涎，由脾气不足，不能四布津液而成。"在成人，常见于脑血管病后遗症，给患者的生活带来不便。

病案 付某，男，52岁。

2019年1月28日初诊 患者近3个月来流口水多，自行流出，时常浸湿衣领。纳可，眠欠佳。夜尿3~4次，大便干。舌质红、苔薄白，脉弦滑大。既往有原发性高血压、糖尿病、脑梗死病史。

【辨证】气虚络阻，脾虚不化，水饮上泛。

【治则】益气通络，健脾助运，温化水饮。

【方药】补阳还五汤合苓桂术甘汤加减。

> 黄芪30g 当归10g 地龙10g 川芎10g 赤芍10g 茯苓20g
> 桂枝10g 白术10g 泽泻10g
> 颗粒剂14剂，每日1剂，开水融化后，分早晚2次温服

二诊（2月4日） 口水不多，夜尿2次，大便每日可排，体力可，不饥，痰多。舌红、苔腻，脉弦滑。痰湿偏重，减少补益，增加化痰之品。上方去黄芪，加苍术、半夏、陈皮各10g。颗粒剂14剂。

药后症状消除，痰减少，大小便正常。

【按】唾液腺分泌增多症的病因是脾肾亏虚，水液运化失司，摄纳失调，临床分为多涎症与多唾症两种不同表现。辨证应从脾肾两脏着手，以温阳化饮、健脾益肾为法。

补阳还五汤载于《医林改错》卷下："此方治半身不遂，口眼㖞斜，语言謇涩，口角流涎，下肢痿废，小便频数，遗尿不禁。"本病例由卒中

之后正气亏虚，气虚血滞，脉络瘀阻所致。以气虚为本，血瘀为标，即王清任所谓"因虚致瘀"。治当以补气为主，活血通络为辅。故重用黄芪，以补益元气，意在气旺则血行，瘀去络通，为君药。当归活血通络而不伤血，用为臣药。赤芍、川芎及原方之桃仁、红花协同当归以活血祛瘀；地龙通经活络，力专善走，周行全身，以行药力，亦为佐药。重用补气药与少量活血药相伍，使气旺血行以治本，祛瘀通络以治标，标本兼顾；且补气而不壅滞，活血又不伤正。合而用之，则气旺、瘀消、络通，诸症向愈。本方黄芪用量独重，但开始可先用小量（一般从30 g开始），效果不明显时，再逐渐增加，可至120 g。原方活血祛瘀药用量较轻，使用时，可根据病情适当加大。

　　苓桂术甘汤具有温阳化饮、健脾利湿的作用，主治中阳不足之痰饮。盖脾主中州，职司气化，为气机升降之枢纽，若脾阳不足，健运失职，则湿滞而为痰为饮。张仲景云："病痰饮者，当以温药和之。"（《金匮要略》）故治当温阳化饮、健脾利水。本方重用甘淡之茯苓为君，健脾利水，渗湿化饮，既能消除已聚之痰饮，又善平饮邪之上逆。桂枝为臣，功能温阳化气，平冲降逆。苓、桂相合为温阳化气、利水平冲之常用组合。白术为佐，功能健脾燥湿，苓、术相须，为健脾祛湿的常用组合，在此体现了治生痰之源以治本之意；桂、术同用，也是温阳健脾的常用组合。原方之炙甘草之用有三：一可合桂枝以辛甘化阳，以襄助温补中阳之力；二可合白术益气健脾，崇土以利制水；三可调和诸药，功兼佐使之用。温阳健脾以助化饮，淡渗利湿以平冲逆，全方温而不燥，利而不峻，标本兼顾，配伍严谨，为治疗痰饮病之和剂。本案例因为患者有糖尿病，对使用甘草之类甜味中药具有心理障碍，所以顺从患者的心理，未予使用。

　　多涎有脾虚者，症见神疲，面色萎黄，涎多清稀，治宜补益脾气；有寒饮者，如《金匮要略心典》所云："吐涎沫者，上焦有寒，其口多涎也。此是阳明寒气逆气不下而已。"可以温药和之。本案采取补阳还五汤与苓桂术甘汤合方加减，正是针对患者气虚络阻、脾虚不化、水饮上泛的病机，加入泽泻，取其"有固肾治水之功"（《本草汇言》）。

〔谷秋昱　整理〕

一、心悸

　　心悸是指以自觉心跳，惊慌不安，不能自主为主要表现的疾病。心悸因惊恐、劳累而发，时作时止，不发时如常人，病情较轻者为惊悸；若终日悸动，稍劳尤甚，全身情况差，病情较重者为怔忡。怔忡多伴惊悸，惊悸日久不愈者亦可转为怔忡。心悸是心脏常见病证，除可由心脏本身的病变引起外，也可由他脏病变波及于心而致，是临床多种病证的症状表现之一，如胸痹心痛、失眠、健忘、眩晕、水肿、喘证等。可见于现代医学各种原因引起的心律失常，如心动过速、心动过缓、早搏、心房颤动或扑动、房室阻滞、病态窦房结综合征、预激综合征及心功能不全、神经症等。

病案一　刘某，男，62岁。

2017年3月22日初诊　患者半年前无明显诱因出现阵发性心慌不适，劳累后加重。症状发作时可持续数分钟至十余分钟，休息后可缓解。曾于当地医院行心电图检查示：窦性心动过缓。平素时有头晕，无头痛，纳眠尚可，二便调。舌红嫩、苔白腻，脉关弦滑。既往有高血压病、糖尿病病史多年。

【辨证】气阴两虚、肝风上扰、挟有痰湿。

【治则】益气养阴、平肝熄风、清化痰湿。

【方药】炙甘草汤合桂枝加龙骨牡蛎汤加减。

炙甘草10 g	桂枝10 g	麦冬10 g	白芍10 g	白术10 g	天麻10 g
牡丹皮10 g	远志10 g	黄连10 g	党参15 g	龙骨30 g	牡蛎30 g
钩藤15 g(后下)					
7剂，水煎服，每日1剂					

　　二诊（3月29日）　心悸显减，头晕消失，诊其舌脉同前，上方去麦冬、白术，加苍术10 g。继服7剂。

以平为期——名中医谷万里临证百案

三诊（4月5日） 心悸、头晕未再发作，唯有晨起恶心。上方加赭石 20 g，再服 7 剂，以巩固疗效。

【按】心悸的基本证候特点是发作性心慌不安，心跳剧烈，不能自主，或一过性、阵发性，或持续时间较长，或一日数次发作，或数日发作一次。常兼见胸闷气短，神疲乏力，头晕喘促，甚至不能平卧，以致出现昏厥。其脉象表现或数或迟，或乍疏乍数，并以结脉、代脉、促脉、涩脉为常见。

《伤寒论》第 177 条云："伤寒，脉结代，心动悸，炙甘草汤主之。"伤寒脉结代、心动悸，系由阴血不足，阳气虚弱所致。阴血不足，血脉无以充盈；阳气虚弱，无力鼓动血脉，则脉气不相接续。炙甘草汤具有益气滋阴，通阳复脉之功效，主治因气虚血弱所致的心脉失养证。方中重用炙甘草、党参益气健脾，麦冬滋心阴，佐以桂枝辛温走散，温心阳，通血脉。诸药合用，使阴血足而血脉充，阳气足而心脉通，共成阴阳气血并补之剂。如此则气血充足，阴阳调和，悸定脉复，故本方又名"复脉汤"。用法中加酒煎服，以清酒辛热，可温通血脉，以行药力。

《金匮要略》云："夫失精家少腹弦急，阴头寒，目眩，发落，脉极虚芤迟，为清谷亡血失精，女子梦交，桂枝加龙骨牡蛎汤主之。"本方有调和阴阳、潜阳固涩、交通心肾、重镇安神之功效。方中用桂枝汤调和气血阴阳，加龙骨、牡蛎固摄阴精，潜阳入阴，使阳气能固摄，阴精不外泄，心肾得以交通。

《灵枢·本神》云："心藏脉，脉舍神。"《伤寒明理论》云："心悸之由不越二种，一者气虚，二者停饮也。"元代朱丹溪也提出心悸之由主要责之"虚与痰"。本案患者即属于虚实错杂之证，治疗当虚实兼顾，不可单纯补益或者单纯化痰熄风。因兼有痰湿，故去阿胶、姜、枣，加白术、天麻健脾化痰，加牡丹皮、黄连清心肝火而燥湿，远志祛痰安神。

【附】谷万里治疗心悸，常用《伤寒论》炙甘草汤、桂枝加龙骨牡蛎汤、桂枝甘草龙骨牡蛎汤，以及温胆汤、归脾汤等加减治疗。临床中辨证论治经验有：

1. 症见心悸、脘痞、纳差呕恶，舌苔白腻或黄腻，脉现弦滑者，辨证属痰火扰心，据其痰湿痰热程度，以温胆汤为主加减，常用药物：半夏、龙骨、牡蛎、茯苓、苍术、黄芩、枳实、陈皮、炙甘草等。

2. 症见心悸、气短，动则尤甚，倦怠乏力，舌淡嫩、苔薄白，脉现细弱或结代者，辨证属心气亏虚，以炙甘草汤为主加减，常用药物：党参、桂枝、龙骨、牡蛎、麦冬、生地黄、白术、当归、茯苓、炙甘草等。

3. 症见心悸、头晕、眠差、乏力，舌淡嫩或有裂纹，苔少或无苔，脉现细弱者，证属气血双亏，以归脾汤为主加减，常用药物：黄芪、当归、远志、茯神、酸枣仁、桂枝、龙骨、牡蛎、炙甘草等。

4. 症见心悸伴有胸痛，舌质暗或有瘀斑，脉涩或结代者，辨证属心脉瘀阻，主用桂枝甘草龙骨牡蛎汤加丹参、桃仁、川芎、赤芍等药治疗。

5. 症见痰湿较重伴有胸闷的心悸患者，主要以瓜蒌薤白半夏汤为主加减，常用药物：瓜蒌、薤白、半夏、龙骨、牡蛎、苍术、茯苓、薏苡仁、陈皮、香附等。若血压偏高者加夏枯草、钩藤；若睡眠差加炒酸枣仁、首乌藤、百合。

总结其治疗心悸患者20余例，常用药物：桂枝、龙骨、牡蛎、茯苓、半夏、炙甘草、苍术、远志、黄芩、竹茹、茯神、白术、陈皮、赤芍、丹参、黄芪等，其中燥湿化痰药与安神药最多，其次为补气补阳药和活血化瘀药。

〔谷秋昱　整理〕

病案二　刘某，女，55岁。

2010年10月30日初诊　患者近半年以来出现阵发性心慌、胸闷，以夜间为著，劳累后诱发，发作时症状持续数分钟左右，未系统治疗。周身乏力，睡眠质量欠佳，无胸痛，纳可，夜尿频，大便调。舌质淡红、苔薄白，脉关弦、寸尺沉细。

【辨证】心血不足。

【治则】补血养心，益气安神。

【方药】归脾汤加减。

黄芪15 g	党参15 g	白术10 g	当归10 g	远志10 g
山茱萸10 g	木香6 g	熟地黄20 g	茯神20 g	山药20 g
生龙骨20 g	生牡蛎20 g	炙甘草6 g		

3剂，水煎服，每日1剂

以平为期——名中医谷万里临证百案

二诊（11月2日） 服药后体力明显改善，心慌、胸闷未作，夜尿不频。夜间时有汗出，纳眠可，大便正常。舌脉同前。上方改黄芪20 g，加柴胡、防风各10 g。4剂，水煎服，每日1剂。药后症止。

【按】中医学认为心悸多因体虚劳倦、情志过极、外邪扰心、药食不当等，以致正气不足、心失所养和邪阻心脉、心神不宁。病位在心，但与肝脾肾肺相关。心悸辨证首辨虚实，虚者指气血阴阳亏虚，心失所养；实者指痰火扰心、水饮凌心、心血瘀阻。谷万里指出，心之为病，气血失衡，五脏相关，心脾为重。故强调"治疗心悸必调中焦"，补益心气，重在健脾。此外，脾胃健运，则痰湿不生，亦为豁痰祛湿法奠定了基础。气血失衡，则易生瘀血、心神失养，故治疗上常配活血化瘀药和养心安神药。

本例患者心悸发作夜间较著，且劳累后诱发，结合舌脉，为心血不足，心神失养。归脾汤始载于宋代严用和《济生方》，治思虑过度、劳心伤脾、健忘、怔忡等症，但无当归、远志，至明代薛己补此二味，一直沿用至今，归脾汤的功效亦随着后世医家的临床实践，不断扩充。

本案方中党参、白术、黄芪、炙甘草、山药甘温以补脾益气；当归合熟地黄以滋肝阴、养肝血；茯神、龙骨、牡蛎养心安神；远志交通心肾、定志宁心；山茱萸合熟地黄，共奏补肾之功；木香理气醒脾。心主血，肝藏血，脾为后天之本以统血滋源，肾为先天之本以滋后天，方中心肝脾肾同调，故能中病即止。二诊因夜间多汗，加防风，增大黄芪之量，合原方之白术，成玉屏风散，起益气固表止汗之用；柴胡量用10 g，既有仿补中益气汤升提之意，又有疏肝理气之功。

〔刘贯龙　整理〕

二、胸痹

胸痹是指以胸部闷痛，甚则胸痛彻背，喘息不得卧为主症的一种疾病，轻者仅感胸闷如窒，呼吸欠畅，重者则有胸痛，严重者心痛彻背，背痛彻心。有关胸痹的临床表现最早见于《内经》。汉代张仲景《金匮要略》中最早提出"胸痹"的病名，并进行了专门论述，其云

"胸痹之病，喘息咳唾，胸背痛，短气……"。并分析胸痹病机为"阳微阴弦"，即上焦阳气不足，下焦阴寒气盛，指出胸痹为本虚标实之证。现代医学称之为冠心病心绞痛。

病案一　高某，女，85岁。

2019年6月12日初诊　患者1个月前无明显诱因出现阵发性心慌，左侧胸痛，后背板痛不适，伴有胸闷气短，活动后加重。未系统查体及诊疗。持续性耳鸣，双下肢浮肿，纳少，眠可，二便调。舌紫暗、苔腻，边有齿痕。脉关弦紧涩。血压 90/60 mmHg。

【辨证】气虚血瘀水停。

【治则】益气活血，温阳利水。

【方药】桂枝甘草龙骨牡蛎汤合苓桂术甘汤加减。

> 桂枝 10 g　龙骨 30 g　牡蛎 30 g　茯苓 20 g　白术 10 g　苍术 10 g
> 黄芪 30 g　丹参 15 g　赤芍 10 g　香附 10 g　半夏 10 g　炙甘草 6 g
> 14 剂，水煎服，每日 1 剂

二诊（6月6日）　服上方8剂后症状即明显好转，现心慌胸痛已缓解，双下肢浮肿较前减轻，仍耳鸣，纳眠可，二便调。舌紫暗、苔白腻，脉寸关弦紧、尺沉。上方加川芎 10 g，山茱萸 15 g。14 剂，水煎服，每日 1 剂。

半月后随访，患者诉药后心慌胸痛未发作，耳鸣较前减轻，肢肿消退。

【按】中医学认为：胸痹的主要病机为心脉瘀阻，病位在于心，涉及肝脾肾肺等脏。心肝脾肾肺气血阴阳不足，心脉失养，不荣则痛；气滞、血瘀、寒凝、痰湿等痹阻心脉，不通则痛。故胸痹发病，必有机体正气亏虚之本，邪气痹阻之标，标本相合而为患。

《伤寒论》第118条云："火逆下之，因烧针烦躁者，桂枝甘草龙骨牡蛎汤主之"。此方乃是张仲景治疗心悸之心阳不足证的经典方剂。本案患者为老年女性，久病体虚，精血渐衰，肾中阳气虚衰，则不能鼓舞五脏之阳，故致心阳虚衰，心脉失于温养而发为胸痹。加之心主血脉，阳虚无力推动血行，血脉瘀阻；肾阳虚衰，水液失于温化蒸腾，聚而为痰饮水湿。反之，痰饮、水湿、瘀血作为病理产物进一步阻滞心阳、心脉发为胸痹之病。故以桂枝甘草龙骨牡蛎汤合苓桂术甘汤加减益气活血，温阳利水。方中桂枝扶助心阳，炙甘草补虚益气，配以牡蛎、龙骨重镇安神。加黄芪增强补气之力，使气行则血行，心脉畅通；配伍赤芍、丹参活血化瘀，通络除痹。

阳虚湿滞而为痰为饮，痰饮随气升降，无处不到。上凌心肺，则致心悸、短气而咳；痰饮水湿下注，则为肢肿，舌苔白，脉沉紧，皆为痰饮内停之征。张仲景云："病痰饮者，当以温药和之。"故治当温阳化饮，健脾利水。以苓桂术甘汤化裁，方中重用甘淡之茯苓健脾利水，渗湿化饮；桂枝温阳化气，平冲降逆；苓、桂相合为温阳化气，利水平冲之常用组合；白术为佐，功能健脾燥湿，苓、术相须，为健脾祛湿的常用组合，此为治生痰之源的组合；桂、术同用，也是温阳健脾的常用组合。炙甘草合桂枝以辛甘化阳，以襄助温补中阳之力；合白术益气健脾，崇土以利制水；另可调和诸药，功兼佐使之用。本案加苍术以燥湿健脾，半夏燥湿化痰，二药增强化痰祛湿之力；香附疏肝理气，以调理气机，以助痰瘀消散。二诊症减，加川芎以行气活血止痛，增加行气理血之力；年老肾亏，故加山茱萸补肾涩精，以疗耳鸣之患。

〔王静静　整理〕

病案二 段某，男，55 岁。

2017 年 3 月 25 日初诊　患者胸闷反复发作 1 年。平素伴口干。舌嫩红、苔薄腻，关寸脉弦滑大。辅助检查：冠状动脉 CTA 示冠状动脉狭窄 60%；腹部彩超示胆结石；心脏彩超示心包少量积液。诊断为冠心病心绞痛。既往有糖尿病病史、高血压病史多年。

【辨证】痰浊闭阻。

【治则】豁痰泄浊通痹。

【方药】瓜蒌薤白半夏汤加减。

瓜蒌 20 g	薤白 10 g	半夏 10 g	桂枝 10 g	陈皮 10 g	黄芩 10 g
牡丹皮 10 g	香附 10 g	丹参 15 g	茯苓 20 g	山药 20 g	
14 剂，水煎服，每日 1 剂					

二诊（4 月 11 日） 胸闷，时隐痛。舌嫩红、苔腻，脉关弦滑大。上方加柴胡 12 g，苍术 10 g。14 剂，水煎服，每日 1 剂。

三诊（4 月 26 日） 右胸痛，吸气时发作。舌同前，脉关弦大、尺沉。上方再加延胡索 10 g。14 剂，水煎服，每日 1 剂。

四诊（5 月 10 日） 胸痛减轻。舌嫩红、苔腻，脉寸关弦、尺沉。上方去瓜蒌、薤白，再加川芎 10 g。14 剂，水煎服，每日 1 剂。

此后病情稳定，9 月 15 日复查心脏彩超，未见心包积液，左室舒张功能减退，射血分数（EF）69%。

【按】《金匮要略·胸痹心痛短气病脉证治第九》云："胸痹，不得卧，心痛彻背者，瓜蒌薤白半夏汤主之。"张仲景认为胸痹的病机是阳微阴弦，即阳气微弱，阴寒内盛。瓜蒌薤白半夏汤治疗的是由痰浊痹阻导致的胸痹。

本案患者基础疾病较多，平时饮食肥甘厚腻，生痰成瘀阻络，结合舌脉，辨证当属痰浊闭阻，兼夹血瘀、气滞、湿热。故治疗以豁痰泄浊为主，同时给予活血化瘀、行气化痰、清热燥湿。方中瓜蒌、半夏豁痰散结，薤白、桂枝宣阳通痹；丹参、牡丹皮、香附以凉血化瘀，行气止痛；黄芩清热燥湿解毒；陈皮、山药、茯苓以行气健脾、渗湿化痰。

二诊加柴胡，合黄芩以清解郁热，合香附以疏肝解郁；加苍术，以助宣痹化痰除湿之功。三诊加延胡索，以活血止痛；四诊加川芎，合延胡索、香附、牡丹皮、丹参共奏活血化瘀、宣痹止痛之功，因痰浊渐化，故去瓜蒌、薤白。

胸痹的病因多与寒邪内侵、饮食不节、情志不畅、劳倦内伤、年迈体虚有关。病位在心，涉及肝肺脾肾。病机是心脉痹阻，多为本虚标实，虚实夹杂。标实有血瘀、寒凝、热毒、痰浊、气滞，本虚有气虚、气阴两虚、阳气虚衰，可相兼为病，亦可相互转化。谷万里认为：随着气候的变迁，饮食结构的改变，生活节奏的加快，胸痹的病机不能单纯责之于张仲景提出的"阳微阴弦"，虚证是本，而痰浊、痰湿、热毒、血瘀、气滞等标实的因素亦是其发病时的主要矛盾。故治疗需根据辨证配伍豁痰祛浊、清热解毒、行气化瘀之法。但化痰行瘀、清热解毒之药多伤阳耗气，不可久服，需中病即止，亦可适当配伍补虚之药。

〔刘贯龙　整理〕

三、不寐

　　不寐是以经常不能获得正常睡眠为特征的一类病证，主要表现为睡眠时间、深度不足。不寐病名最早见于《难经》："老人卧而不寐……血气衰，肌肉不滑，营卫之道涩，故昼日不能精，夜不得寐也"。《黄帝内经》称为"不得卧""目不瞑"。《素问》云："胃不和则卧不安。"后世医家引申为凡脾胃不和，痰湿、食滞内扰，以致寐寝不安者均属于此。本病患者轻者表现为入睡困难，或寐而不酣，或时寐时醒，重者表现为彻夜不寐，常影响人们的正常工作、生活、学习和健康。

病案一　李某，女，51岁。

　　2019年12月31日初诊　患者近1周以来出现入睡困难，且睡眠浅，每于凌晨2—3时即醒，伴有胸闷，烦躁，汗出较多，醒后可以短暂入睡。近2日自行口服安眠药（具体不详），但凌晨3时仍醒，情绪波动较大，时而烦躁，时而欲哭。纳可，二便调。舌红、苔薄黄，脉关弦滑大、尺沉。近来血压不稳，随情绪波动较大。

【辨证】少阳郁火扰神。

【治则】和解少阳，清热泻火安神。

【方药】小柴胡汤加减。

柴胡 12 g	黄芩 10 g	半夏 10 g	党参 10 g	生姜 6 g	大枣 6 g
炙甘草 6 g	龙骨 30 g	牡蛎 30 g	知母 10 g	远志 10 g	茯神 20 g
炒酸枣仁 15 g					
7剂，水煎服，每日1剂					

　　二诊（1月7日）　服上方后无明显不适，近来睡眠时好时坏，现已停服安眠药，易焦虑生闷气，自觉胃脘痞满不适，舌红、苔黄腻，脉寸关弦滑大、尺沉。近期血压偏高。改为小柴胡汤合温胆汤加减：

嘱保持心情舒畅。

三诊（1 月 14 日）　患者现睡眠较前改善，入睡可，但仍眠浅，夜间觉醒次数减少，胃脘痞满症减，咽干，偶有干呕，舌红苔腻，脉寸关弦、尺沉。近来血压正常。上方加生姜、大枣各 6 g，桂枝 10 g。14 剂，水煎服，每日 1 剂。

【按】中医学论述不寐的病因多为情志失调，饮食失节，劳逸失调，病后体虚等，病机为阳盛阴衰，阴阳失交。治疗多根据脏腑虚实辨证，以补虚泻实，调整脏腑阴阳为原则。

本案患者每于凌晨 2—3 时即醒，此时间段为厥阴病与少阳病欲解时，故此时可反映机体正邪斗争的情况。若正胜邪退，则寐而不醒；若正虚邪盛，则寤而不寐，辗转反侧；若正邪斗争激烈，不分上下，则表现为烦躁汗出，易怒易惊，甚或噩梦连连。患者此时的表现亦是我们辨证治疗不寐的重要依据。结合患者此时出现胸闷、烦躁、汗出等症状，分析其为少阳枢机不利，正邪交争激烈的表现。此外，患者情绪波动较大，时而烦躁，时而欲哭，正如《伤寒论》第 96 条所云："伤寒五六日中风，往来寒热，胸胁苦满，嘿嘿不欲饮食，心烦喜呕，或胸中烦而不呕，或渴，或腹中痛，或胁下痞硬，或心下悸，小便不利，或不渴，身有微热，或咳者，小柴胡汤主之。"其舌红、苔薄黄，脉弦，符合少阳枢机不利，肝胆郁热的病机。故以和解少阳，清热泻火安神立法，以小柴胡汤加减治之。

方中柴胡、黄芩发少阳之邪，和少阳之机，既可疏通肝经郁遏之气，又能清泄胆腑郁热；半夏燥湿化痰，清肝和胃，交合阴阳，启少阳之枢机；龙牡重镇安神，调理阴阳平衡；配伍酸枣仁、知母，取酸枣仁汤之意，以养肝血，清热除烦安神；配伍远志安神益智，交通心肾；茯神宁心安神；参、草、枣扶正气以助抗邪，炙甘草又有调和诸药之功。全方以"和"为治则，其精髓在于开郁调气而利升降之枢，枢机利则气血布达，阴阳自调。

二诊患者诉停服安眠药，然其性情急躁易怒，气郁日久影响水液代谢，化湿生痰，痰热扰神，故而睡眠时好时坏。痰热中阻，则脾胃运化失职，故出现胃脘痞满不适。观其舌红、苔黄腻，脉寸关弦滑大，俱是痰热内蕴之象。故处方以小柴胡汤去参、姜、枣之辛甘滋补之力，加夏枯草增强清肝泻火之力。配伍牡丹皮、栀子清泄心肝郁热；改茯神为茯苓以使补中有泻，竹茹清热化痰；枳实化痰行气，时气行则痰消。二诊增强了清热泻火化痰之力，同时告诫患者自我调节情绪，避免生气，因此，患者药后睡眠大为改善。

病案二 冯某，女，48岁。

2018年4月17日初诊 患者近3个月以来出现入睡困难，且眠浅易醒，严重时常常彻夜不寐，白天精神衰惫，乏力，自觉双眼睑胀、跳动，双侧小腿转筋。纳可，二便调。舌红、苔薄白，脉关尺弦。

【辨证】肝血不足。

【治法】养血安神。

【方药】酸枣仁汤加减。

酸枣仁10 g　川芎10 g　知母10 g　茯苓10 g　茯神10 g　半夏10 g
防风10 g　僵蚕10 g　龙骨30 g　牡蛎30 g　白芍20 g　川牛膝15 g
炙甘草6 g
7剂，水煎服，每日1剂

二诊（4月24日） 服药后睡眠较前改善。现可入睡，平均每晚睡5—6小时，基本不醒。眼睑跳动及小腿转筋未作，纳可，二便调。舌暗红、苔薄白，脉关弦紧大。上方去防风，加当归10 g，墨旱莲15 g。7剂，水煎服，每日1剂。

【按】《素问·上古天真论》云："女子……七七任脉虚，太冲脉衰少，天癸竭，地道不通，故形坏而无子也。"女子49岁上下，是冲任功能逐渐衰退的一个过渡时期，阴血逐渐减少，不能荣养脏腑，导致脏腑阴阳失调，主要表现为肝肾两脏失调，可出现一系列诸如失眠多梦、烘热汗出、烦躁易怒、情志不宁等临床症状，中医学称之为绝经前后诸证或者经断前后诸证。《金匮要略·血痹虚劳病脉证并治》云："虚劳虚烦不得眠，酸枣仁汤主之。功用养血安神、清热除烦，为主治心肝阴血虚失眠证的基础方，临床还常用于治疗围绝经期失眠，症见虚烦心悸，失眠多梦，头晕目眩，两目干涩，咽干口燥，舌红少苔或薄黄，脉弦细等。

　　本案皆因肝血不足、虚热内扰则夜不能寐，筋脉失濡则小腿挛急，肝风内动则肌肉跳动。"治风先治血，血行风自灭"。故选酸枣仁汤治以养血安神、清热除烦为主方，方中酸枣仁为君药，补血益肝、养血安神，现代药理学研究证实酸枣仁有显著的镇静催眠之功用。知母清热益阴以清内生虚热；心神被扰，故以茯苓宁心安神、益气健脾，并制约酸枣仁之滋腻壅滞；川芎活血行气、调肝疏肝，与调和诸药之甘草共为佐药。合以半夏燥湿化痰；龙骨、牡蛎重镇安神，茯神宁心安神；防风、僵蚕熄风止痉；白芍、炙甘草酸甘化阴、柔筋止痛；川牛膝活血通经、引血下行。药后睡眠明显改善，筋脉拘挛未作，故二诊去防风，为加强滋养肝血之力，加当归、墨旱莲以养血滋阴补肝。

〔王静静　整理〕

四、厥证

　　厥证是指以突然昏倒，不省人事，或伴四肢逆冷为主要表现的一种病证。发病之前，常有先兆症状，如头晕、视物模糊、面色苍白出汗等，而后突然发生昏仆，不省人事。病情轻者，呈一过性，移时苏醒，醒后感头晕、乏力、口干，但无失语、瘫痪等后遗症。相当于现代医学的昏厥。

病案一　顾某，女，18岁。

2019年10月21日初诊　患者近2个月以来发作昏厥4次，劳累时发作，伴有身冷，口干口苦，纳眠可，二便调。舌质嫩红、苔腻，脉寸关弦、尺沉。血压正常，体检无其他异常。

【辨证】肝郁阳虚血亏。

【治则】益气温阳，疏肝解郁。

【方药】黄芪桂枝五物汤合小柴胡汤。

> 黄芪 30 g　桂枝 10 g　白芍 10 g　黄芩 10 g　半夏 10 g　党参 10 g
> 当归 10 g　柴胡 12 g　生姜 6 g　大枣 6 g　炙甘草 6 g
> 7 剂，水煎服，每日 1 剂

二诊（10 月 28 日）　昏厥未发作，仍口苦、口干，中午及夜间头枕部痛。舌质嫩红、苔薄白，脉关弦滑大。上方加葛根 20 g，川芎 10 g。7 剂，水煎服。

三诊（11 月 4 日）　未再昏厥，口不苦，未再头痛。舌质红、苔薄白，脉寸关弦滑。二诊方继服 7 剂。

四诊（11 月 11 日）　外出游玩，爬山过程中昏厥 1 次，伴口苦。舌质嫩、苔薄，脉关弦滑大。改用初诊方 7 剂，水煎服。

五诊（11 月 19 日）　昏厥未发作，口不苦，睡眠差。舌质嫩红，脉寸关弦滑大。初诊方加生龙骨、牡蛎各 30 g。14 剂，水煎服。

六诊（12 月 2 日）　昏厥未发作，额头有痘，眠差。舌质嫩红、苔少，脉关弦滑大。11 月 19 日方加酸枣仁 12 g，牡丹皮 10 g。21 剂，水煎服。

七诊（12 月 23 日）　昏厥未再发作，口臭，眠差。舌质红、苔腻，脉关弦滑大。改小柴胡汤合温胆汤加减：

> 柴胡 10 g　　黄芩 10 g　　半夏 10 g　　苍术 10 g　　竹茹 10 g
> 合欢皮 10 g　茯苓 20 g　　生龙骨 30 g　生牡蛎 30 g　甘草 6 g
> 14 剂，水煎服，每日 1 剂

1 个月后随访，未再发作昏厥，症状完全消失。

【按】黄芪桂枝五物汤出自《金匮要略》，治疗"血痹阴阳俱微，寸口关上微，尺中小紧"，具有益气温经，和血通痹的功效。小柴胡汤是张仲景治疗少阳病的主要方剂之一，具有清解少阳郁热的作用。

本案患者为年轻女性，既有身冷、脉尺沉的阳虚证，又有口苦、脉弦的少阳郁热之象，故治以益气和营，清解少阳。方中黄芪、党参补气健脾，桂枝、白芍辛甘化阳，当归合黄芪补气生血，生姜、大枣甘温补益中气，柴胡、黄芩以清解少阳郁热，半夏燥湿化痰，炙甘草调和诸药，兼以健脾益气。

二诊因患者头痛，加用葛根、川芎以祛风活血止痛；五诊因睡眠差，故加龙骨、牡蛎以潜降安神；六诊因热象明显，故加牡丹皮以凉血活血，加酸枣仁，合龙骨、牡蛎以安神；七诊病情平稳，湿热之象显著，故易方为小柴胡汤合温胆汤加减，方中柴胡、黄芩清热疏肝，半夏、苍术、竹茹以豁痰清热，合欢皮助柴胡疏肝解郁，茯苓健脾渗湿，龙骨、牡蛎以潜降安神，甘草调和诸药。

厥证是危急之候，为多种病因导致的气机突然逆乱，升降乖戾，气血阴阳不相顺接。治疗需分辨实证、虚证，以醒神回厥为治疗原则。实证当开窍、化痰、辟秽而醒神，适用于邪实窍闭之厥证，此法乃急救治标之法，苏醒后当按病情辨证治疗；虚证当益气、回阳、救逆而醒神，适用于元气亏虚、气随血脱、津竭气脱之厥证，对于失血失津过急过多者，还应配合止血、输血、补液，以挽其危。

〔刘贯龙 整理〕

病案二 许某，男，78 岁。

2018 年 12 月 26 日初诊 家属代述，患者近 1 年来反复发作昏厥，每 7~10 日发作 1 次，伴汗出，手足冷，尿失禁，约 2 小时苏醒。发作时曾自服速效救心丸，效差。纳、眠可，便秘。舌照片示舌质嫩裂、舌前无苔、舌中根糙黄、边薄白腻。既往有阵发性房颤病史 2 年。心电图示：心房颤动，完全性右束支阻滞，房性早搏，房室阻滞。颈部血管彩超示：双侧颈动脉斑块。

【辨证】阴阳两虚，不相顺接。

【治则】滋阴温阳，通阳复脉

【方药】炙甘草汤加减。

> 炙甘草 10 g　人参 10 g　桂枝 10 g　麦冬 10 g　生地黄 15 g　阿胶 10 g
> 火麻仁 10 g　川芎 10 g　大枣 6 g　生姜 6 g
> 颗粒剂 5 剂，开水冲服，每日 1 剂，分早晚 2 次温服

二诊（12 月 30 日）　家属代述：昏厥发作 2 次，持续时间 1 小时，血压偏低，四肢活动可，但四肢无力，大便增多，舌照片：舌嫩红裂、无苔。上方去火麻仁，加黄芪、生龙骨、生牡蛎各 30 g。继服颗粒剂 7 剂。

三诊（2019 年 1 月 7 日）　家属代述：发作昏厥 1 次，可叫醒，不似以前须按压人中才苏醒。舌照片：舌嫩红、苔薄，大便 3—5 日一行。血压：130/90 mmHg。初诊方去生地黄，加山茱萸、熟地黄各 15 g，天麻 10 g。继服 7 剂。

四诊（2 月 11 日）　家属代述：未发作昏厥，小便不频，控制较前好，下肢乏力，腰痛，大便 3—4 日一行，成形。舌照片：舌嫩红，苔中薄白腻、边少苔。上方去火麻仁，加杜仲 10 g，菟丝子 15 g。继服 14 剂。

3 个月后随访，患者家属称服上方后未再发作昏厥。

【按】厥证是由多种原因引起的，以气机逆乱，升降失调，气血阴阳不相接续为基本病机，炙甘草汤别名复脉汤，具有益气滋阴，通阳复脉之功效，是《伤寒论》治疗心动悸、脉结代的名方。其证是由伤寒汗、吐、下或失血后，或杂病阴血不足，阳气不振所致。阴血不足，血脉无以充盈，加之阳气不振，无力鼓动血脉，脉气不相接续，故脉结代；阴血不足，心体失养，或心阳虚弱，不能温养心脉，故心动悸。治宜滋心阴，养心血，益心气，温心阳，以复脉定悸。方中重用生地黄滋阴养血为君，《名医别录》云地黄"补五脏内伤不足，通血脉，益气力"。配伍炙甘草、人参、大枣益心气，补脾气，以资气血生化之源；阿胶、麦冬、火麻仁滋心阴，养心血，充血脉，共为臣药。佐以桂枝、生姜辛行温通，温心阳，通血脉，诸厚味滋腻之品得姜、桂则滋而不腻。

炙甘草汤现代临床常用于治疗功能性心律不齐、早搏、冠心病、风湿性心脏病、病毒性心肌炎、甲状腺功能亢进症等，出现心悸、气短、脉结代等属阴血不足，阳气虚弱者。

本案患者反复发作昏厥，合并房颤，虽然没有亲自来诊，没有心动

悸，但是具有脉结代的特点，故根据照片舌诊，选用炙甘草汤加川芎治疗，以滋阴温阳，通阳复脉。二诊血压偏低，乏力，便稀，故去火麻仁，加黄芪以补气健脾，龙牡以重镇降逆。现代药理研究发现，此二药可治疗快速性心律失常。三诊药后昏厥发作次数明显减少，症状显减，故继续随症加减调理3周，昏厥未发作。

〔王静静　整理〕

五、痴呆

痴呆是以呆傻愚笨为主要临床表现的一种神志疾病。其轻者可见寡言少语，反应迟钝，善忘等症；重则表现为神情淡漠，终日不语，哭笑无常，分辨不清昼夜，外出不知归途，不欲食，不知饥，二便失禁等，生活不能自理。其起病隐匿，发展缓慢，渐进加重，病程一般较长。多由年迈体虚、久病耗损导致的精、气、血亏损不足，髓海失充，脑失所养，或气、火、痰、瘀内阻，上扰清窍所致，多属本虚标实，本虚为阴精、气血亏虚，标实为气、火、痰、瘀内阻于脑。老年期痴呆，主要包括血管性痴呆和阿尔茨海默型痴呆。

病案 张某，男，86岁。

2018年4月4日初诊　1年前开始出现阵发性意识模糊，胡言乱语，夜眠差，夜晚时能看见异物，便秘，行走无碍。舌质暗红、苔腻居中，脉关弦滑大。既往有脑梗死病史。

【辨证】痰瘀蒙窍。

【治则】豁痰开窍，通腑化瘀。

【方药】涤痰汤合大柴胡汤加减。

半夏10 g	枳实10 g	陈皮10 g	苍术10 g	黄芩10 g	茯神20 g
龙骨20 g	牡蛎20 g	柴胡12 g	竹茹12 g	大黄5 g	甘草6 g
石菖蒲10 g					

7剂，水煎服，每日1剂

二诊（4月17日） 服药后精神异常较前减轻。舌质暗嫩红、苔薄腻，脉关弦滑大。上方加酸枣仁12 g。14剂，水煎服，每日1剂。

三诊（5月5日） 近期未出现精神异常状况，晨起时喘，睡眠正常。舌质暗红、苔腻，脉寸关弦滑大。4月4日方加桂枝、杏仁各9 g，紫苏子10 g。10剂，水煎服，每日1剂。

【按】痴呆属老年常见病。其病位在脑，与心、肝、脾、肾相关，基本病机为髓减脑消，神机失用，病性则以虚为本，以实为标，临床多见虚实夹杂证。涤痰汤出自《奇效良方》，治中风痰迷心窍，舌强不能言，具有豁痰清热，兼以补气的作用。该方虽是治疗中风的方剂，若痴呆处于痰浊瘀阻证的发展阶段亦可应用涤痰汤治疗。大柴胡汤出自《伤寒论》，是治疗邪结阳明、少阳的方剂，具有利枢机，泄热结的作用。

本案因患者精神改变、便秘，结合舌脉辨证为痰瘀痹阻清窍，故治以涤痰开窍、化浊行瘀。方中半夏、竹茹、石菖蒲以豁痰散结，清热除痰，开窍；苍术、陈皮以燥湿化痰，健脾渗湿；茯神、龙骨、牡蛎以潜降安神；柴胡、黄芩以清解少阳郁热；大黄、枳实清泻阳明热结；甘草调和诸药。

二诊服药后精神异常改善，加用酸枣仁，以增强安心神的作用；三诊因患者出现憋喘，仿张仲景"喘家，作桂枝汤，加厚朴、杏子佳"之意，加用桂枝、杏仁、紫苏子以降气化痰平喘。

痴呆分为平台期，多见虚证；波动期，常见虚实夹杂，心肝火旺、痰瘀互阻；下滑期，多因外感六淫、情志刺激、卒中等因素，认知损害加重，证候由虚转实。治疗需分辨虚实，实证当化痰开窍，活血化瘀，解毒通络，尤重化痰开窍，即"治痰即治呆"；虚证当补肾生精，健脾益髓，尤以补肾生精为要，即"补肾即补髓"。

〔刘贯龙 整理〕

一、头痛

　　头痛病是指由于外感或内伤，致使脉络拘急或失养，清窍不利所引起的以头部疼痛为主要临床特征的疾病。头痛既是一种常见病证，也是一个常见症状，可以发生于多种急慢性疾病过程中，有时亦是某些相关疾病加重或恶化的先兆。《黄帝内经》称本病为脑风、首风。

病案一　任某，男，14岁。

2019年12月19日初诊　患者2年前无明显诱因出现阵发性头痛，以头枕部为著，伴有心烦，坐立不安，曾口服"止痛片"，起初见效，后效果不甚明显。口干，睡眠质量较差，二便正常。舌红、苔白腻，脉寸关弦滑。

【辨证】肝阳上亢，痰热扰神。

【治则】清热化痰，平肝潜阳。

【方药】半夏龙牡汤合温胆汤加减。

> 半夏10g　龙骨30g　牡蛎30g　茯苓20g　苍术10g　竹茹10g
> 黄芩10g　远志10g　栀子10g　甘草6g　牡丹皮10g
> 14剂，水煎服，每日1剂

　　二诊（2020年1月7日）　药后诸症减轻。现头痛未作，睡眠时间可达6小时，口不干，舌红、苔腻，脉关弦滑大。上方加枳实10g。14剂，水煎服，每日1剂。

　　三诊（1月21日）　近来情绪可，头痛未作，睡眠明显改善，舌脉同前。上方继服14剂以善后。

　　【按】中医认为头痛多因思虑、郁怒、烦劳、忧虑太过等致使肝失条达，肝气郁结，气郁化火伤阴，肝阴耗伤，阴不制阳，则肝阳亢进；肝气郁结，气郁化热，煎熬津液而为痰；风阳夹痰热上扰，阻滞经络，清窍郁闭，脑失所养发病。诚如《黄帝内经》云"诸风掉眩，皆属于肝"。《诸病源候论》指出"风痰相结，上冲于头"可致头痛。朱丹溪认为"头痛多主于痰"。故治疗针对阳亢痰逆之病机，平肝潜阳，清热化痰，则头痛即愈。本案未常规应用川芎、葛根等活血化瘀止痛之药，而辨证使用清化痰热之半夏、茯苓、牡丹皮、栀子等药物，此为治病求本之法。

半夏龙牡汤为谷万里临床经验方，由半夏、龙骨、牡蛎、茯苓组成。其中，半夏具有燥湿化痰，降逆止呕之效，《神农本草经》云其："主伤寒，寒热，心下坚，下气，喉咽肿痛，头眩胸胀，咳逆肠鸣，止汗。"为治痰之要药。龙骨镇心安神，平肝潜阳，固涩收敛；牡蛎可重镇安神、潜阳补阴，软坚散结。此二药合用，共为重镇安神，平肝潜阳之要药。茯苓健脾化痰利湿，同时可交通上下。四药合用共奏化痰降逆，平肝潜阳之功，对于肝阳上亢、痰浊扰神之证用之效佳。

温胆汤出自《三因极一病证方论》，有理气化痰，和胃利胆之效，可治疗胆郁痰扰诸证，如胆怯易惊，头眩心悸，心烦不眠，夜多异梦等。本案方中加入牡丹皮、栀子、黄芩起到清热燥湿，凉血泻火之功；配伍苍术增强燥湿化痰之力；远志可安神益智，安定神志。诸药合用则清热化痰，平肝潜阳，可使脑窍清明。二诊诸症减，睡眠改善，但舌苔腻，此为痰湿留着之象，故加枳实以行气化痰。三诊诸症缓解，效不更方，继服数剂以善后。

〔王静静　整理〕

病案二 明某，女，48 岁。

2011 年 2 月 26 日初诊　患者半年前无明显诱因出现阵发性颠顶部疼痛不适，发作时伴有恶心，眼睛胀痛。平素易烦躁，善太息，烘热阵汗出，口干，偶有腰背部冷痛，纳可，眠差，二便调。舌质淡红、苔薄白，脉寸沉、关弦、尺弱。既往闭经史两年。

【辨证】肝郁肾虚。

【治则】温经散寒，补肾温阳，疏肝止痛。

【方药】吴茱萸汤、二仙汤合小柴胡汤加减。

吴茱萸 10 g	党参 10 g	干姜 10 g	淫羊藿 10 g	巴戟天 10 g
续断 10 g	知母 10 g	当归 10 g	川芎 10 g	黄芩 10 g
半夏 10 g	柴胡 12 g	熟地黄 20 g	炙甘草 6 g	

3 剂，水煎服，每日 1 剂

二诊（3 月 5 日） 头痛未作，未再恶心、眼痛。眠差，难以入睡。阵发汗出，烦躁。纳可，大便不成形。舌淡红、苔薄白，脉沉细弦、左尺较前有力。上方去黄芩，加生龙牡各 20 g。3 剂，水煎服，每日 1 剂。

三诊（3 月 16 日） 患者仍烘热汗出，后背发紧，余症皆除。舌苔如前，脉细弦、尺沉。方药：

淫羊藿 10 g	巴戟天 10 g	黄柏 10 g	知母 10 g	当归 10 g	牡丹皮 10 g
赤芍 10 g	熟地黄 20 g	山药 20 g	仙茅 5 g	柴胡 12 g	炙甘草 6 g

7 剂，水煎服，每日 1 剂

四诊（4 月 16 日） 服药后汗出明显减少，腰酸，余无不适。舌质淡红、苔薄白，脉沉细。3 月 16 日方加续断 10 g。7 剂，水煎服，每日 1 剂。

【按】头痛按病因分不外外感头痛、内伤头痛。外感头痛的病机以风邪为主，兼夹寒、湿、热邪；内伤头痛多与肝脾肾三脏的功能失调有关。外感头痛治疗以祛风散邪为主，兼以散寒、祛湿、清热；内伤头痛实证以平肝、化痰、行瘀为主，虚证以滋阴养血、益肾填精为主。

《伤寒论》第 378 条云："干呕，吐涎沫，头痛者，吴茱萸汤主之。"吴茱萸汤具有温中补虚、降逆止呕的作用，主治肝胃虚寒、浊阴上逆证。二仙汤主治肾阴、肾阳不足而虚火上炎之更年期综合征、高血压病、肾炎、肾盂肾炎、尿路感染、闭经。小柴胡汤是治疗少阳证的主要方剂。六味地黄汤，出自《小儿药证直诀》，具有滋补肝肾的功效。

本案患者闭经 2 年，天癸已竭，烘热汗出阵作，易受风寒之邪，颠顶之上，唯风可到，故出现阵发性颠顶部疼痛，伴有恶心，眼睛胀痛的肝胃虚寒、浊阴上逆颠顶之证，以吴茱萸汤治之。腰背部冷痛，尺脉弱，为肾阴阳两虚的表现，以二仙汤治之。同时兼夹易急躁、善太息，烘热阵汗出，关脉弦的肝郁气滞、少阳不和之证，以小柴胡汤疏肝解郁，和解少阳。方中以吴茱萸、党参、干姜、半夏降逆温中、补虚止呕；续断、熟地黄、淫羊藿、巴戟天温补肾阳；当归、川芎养血活血；知母、黄芩滋阴清热；柴胡疏肝解郁，和解少阳。

二诊因大便不成形，去黄芩之苦寒，加用生龙骨、生牡蛎以潜降安神。三诊因患者头痛已除，仍有肾阴阳不足之证候，故易方二仙汤合六味地黄汤加减，以滋补肝肾，加黄柏、知母以清虚热。四诊加续断，增强补肾之功。谷万里指出，头痛病有时病机复杂，外感、内伤错杂，虚实夹杂，治疗应观其脉证，知犯何逆，随证治之。

〔刘贯龙　整理〕

二、眩晕

眩晕是指眼花或眼前发黑，或头晕目眩，视物旋转，轻者闭目即止，重者如坐车船，甚则欲仆的病证。多见于现代医学的高血压病、低血压、贫血、脑动脉硬化、短暂性脑缺血发作、耳石症、梅尼埃综合征等疾病。眩晕发病多因情志不畅、肾亏体虚、瘀血内阻，导致气虚血亏、髓海空虚、肝肾不足的虚证和痰浊中阻、瘀血阻络、肝阳上亢的实证。病位在清窍，与肝、脾、肾密切相关。多以虚为本，风、火、痰、瘀是其常见的病理因素。在疾病发生发展过程中，各种证候可相互兼夹或转化。

病案一　杨某，女，26岁。

2017年3月28日初诊　患者4年前无明显诱因出现头晕，每于晨起时发作，劳累后症状加重。近1周反复发作，伴有周身乏力，困倦，听力下降，眠差多梦，纳可，无恶心呕吐，二便调。舌质红、苔淡黄腻，脉关弦滑大。

【辨证】肝郁痰浊上扰。

【治则】豁痰疏肝，潜降安神。

【方药】半夏白术天麻汤合小柴胡汤加减。

半夏20 g	白术20 g	天麻20 g	茯苓20 g	柴胡12 g	黄芩10 g
菖蒲10 g	苍术10 g	竹茹10 g	龙骨30 g	牡蛎30 g	甘草6 g
蔓荆子10 g					

7剂，水煎服，每日1剂

二诊（4月4日） 服药后晨起头晕发作次数减少，乏力改善，余无明显不适，舌红、苔薄黄腻，脉关弦滑大。上方去柴胡，加牡丹皮 10 g，薏苡仁 20 g。7剂，水煎服，每日1剂。

三诊（4月11日） 头晕消失，体力明显改善，近日前额部起痤疮，瘙痒不适，小便黄，舌红、苔黄腻，脉同前。上方再去天麻、白术，加栀子 10 g。14剂，水煎服，每日1剂。

【按】 患者头晕每于晨起时发作，为肝郁少阳生发受阻；周身乏力、困倦、眠差多梦及舌脉表现为痰浊上扰清窍所致，半夏白术天麻汤出自《医学心悟·眩晕》，主治湿痰壅遏，"头旋眼花，非天麻、半夏不除"。本方所治眩晕以头重呕恶、舌苔白腻为辨证要点。程钟龄在《医学心悟·头痛》条，另有一半夏白术天麻汤，较本方多加蔓荆子，主治痰厥头痛、胸肺多痰、动则眩晕。本案选用《医学心悟·头痛》的半夏白术天麻汤，虽无头痛，但患者听力下降，故用蔓荆子、菖蒲以通窍化痰。方中半夏燥湿化痰，天麻化痰熄风止眩，白术、苍术健脾化痰，茯苓健脾渗湿，柴胡、黄芩、竹茹疏肝清热，龙骨、牡蛎潜降安神，甘草调和诸药。

二诊因湿退热显，故加牡丹皮，合黄芩以清热凉血，加薏苡仁，合半夏、茯苓、白术、苍术共奏健脾祛湿之功。三诊虽眩晕止，但前额部起痤疮，瘙痒不适，小便黄，舌脉热有湿热之象，热重于湿，故加栀子，合黄芩、牡丹皮以清热解毒，凉血活血。患者病程较久，总以肝郁、痰阻、湿热交互为患，故应随证加减。

〔刘贯龙 整理〕

病案二 王某，女，69岁。

2018年4月9日初诊 患者近1周出现眼黑3次，发作伴有头痛、足凉，无意识障碍，进食、睡眠可，大小便正常。舌质红、苔腻，脉寸关弦、尺大。既往有高血压、脑梗死、颈动脉硬化病史。

【辨证】 痰湿瘀阻，气机郁滞。

【治则】 化痰祛瘀，行气解郁。

【方药】 半夏白术天麻汤合四逆散加减。

以平为期——名中医谷万里临证百案

半夏 10 g　白术 10 g　天麻 10 g　茯苓 20 g　柴胡 12 g　白芍 10 g

枳实 10 g　川芎 12 g　地龙 10 g　赤芍 10 g　当归 10 g　桂枝 10 g

羌活 10 g　炙甘草 6 g

7 剂，水煎服，每日 1 剂

二诊（4 月 16 日）　眼黑未再发作，足凉减，头痛减，颈项痛。舌象同前，脉弦滑大。上方再加葛根、桑枝各 20 g，改川芎 10 g，去羌活。继服 7 剂。

半年后随访，未见复发。

【按】《医学心悟》云："有痰湿壅遏者，书云头眩眼花，非天麻半夏不除是也，半夏白术天麻汤主之。"本方的主要作用为化痰熄风，健脾祛湿，其药性平和，不寒不热，不温不燥，为治疗眩晕之良方。《伤寒论》第 318 条云："少阴病，四逆，其人或咳、或悸、或小便不利、或腹中痛、或泄痢下重者，四逆散主之。"四逆散是治疗阳郁厥逆证的经典方剂。但本方主治的四逆证，与阳衰阴盛引起的四肢厥逆存在本质的区别。本证缘于外邪传经入里，阻遏气机，肝胆气郁，横犯脾胃，脾胃气滞，所生清阳之气不得布达四肢，四末失于温养，故成四逆。因此这种"四逆"往往逆冷程度较轻，以手指不温为主要表现，冷感不至腕踝。其病机可以归纳为阳气内郁，气机不畅，四末不温。治宜透邪解郁、条畅气机。

本案患者眼前发黑，结合舌脉，为痰湿瘀阻，气机郁滞所致，方用半夏白术天麻汤合四逆散加减，以半夏燥湿化痰，白术运脾燥湿，天麻平肝熄风而止头眩，茯苓健脾渗湿。足凉乃四逆之征，故配合四逆散，以柴胡透邪解郁、透邪外达，白芍清泄郁热，枳实理气解郁、泄热破结。与柴胡为伍一升一降，加强疏畅气机之功；与芍药相配又能理气和血，使气血调和。加桂枝，与白芍一散一敛，散收结合，有调和营卫之意；加川芎、赤芍、当归养血活血，地龙活络，加用太阳经引经药羌活，能行气止痛除痹，甘草调和诸药，共奏化痰祛瘀、行气解郁之效。

二诊用药后患者症状减轻，去羌活，减川芎之量，患者出现颈椎痛，加用葛根、桑枝通经活络，诸症消失。

〔尹俊艳　整理〕

三、喎僻

喎僻是以口眼向一侧歪斜为主要表现的病症。临床表现为睡眠醒来时发现一侧面部肌肉板滞、麻木、瘫痪、额纹消失、眼裂变大、露睛流泪、鼻唇沟变浅、口角下垂歪向健侧，病侧不能皱眉、闭目、露齿、鼓腮等。多由肌体正气不足，脉络空虚，卫外不固，风寒或风热乘虚侵袭少阳、阳明脉络，以致风痰痹阻，经筋失养，经筋功能失调，筋肉纵缓不收而为病。现代医学称为面神经炎、周围性面瘫，是临床常见的周围神经病变。

病案一　姜某，女，48岁。

2009年11月12日初诊　患者5日前无明显诱因出现右侧颜面部疼痛，伴有右侧眼睑闭合不全，额纹消失，右侧鼻唇沟变浅，右侧口角流口水，耳鸣，口干，纳眠尚可，二便调。舌质淡红、苔薄白腻，脉关弦、寸尺弱。

【辨证】风痰入络。

【治则】祛风化痰，通络止痛。

【方药】牵正散加减。

白附子15 g	白芥子15 g	威灵仙15 g	白僵蚕12 g	全蝎5 g
半夏10 g	陈皮10 g	苍术10 g	防风10 g	羌活10 g
川芎10 g	茯苓20 g	甘草6 g		
3剂，水煎服，每日1剂				

二诊（11月15日）　诉颜面疼痛缓解，右眼睑闭合程度较前改善，耳鸣明显减轻。舌脉同前。上方去苍术，加细辛3 g。3剂，水煎服，每日1剂。

三诊（11月18日）　患者右眼睑基本闭合完全，口角仍有口水，口唇干，耳鸣消失。舌淡红、苔白腻，脉沉弦。上方继服3剂。

四诊（11月21日）　近来觉右侧颜面有木感，舌脉同前。仍以牵正散加减：

白附子15 g	党参15 g	白僵蚕12 g	白芥子12 g	白芍12 g
全蝎粉5 g	防风10 g	地龙10 g	川芎10 g	当归10 g
郁金10 g	炙甘草6 g			
3剂，水煎服，每日1剂				

五诊（11月24日）　颜面木感缓解，口唇稍干，右侧眼睑闭合正常，口角无口水。舌质淡红、舌边有瘀点，脉弦。上方去白芍，加赤芍10 g。4剂，水煎服，每日1剂。

后随访病愈。

【按】牵正散出自《杨氏家藏方》，主治风痰阻于头面经络而致的口眼㖞斜，具有祛风化痰止痉的作用，是治疗㖞僻的主要方剂。方中白附子辛散，祛风化痰，长于治头面之风；僵蚕祛风止痉化痰；全蝎善于通络，三药合用力专效著。

本案患者伴有耳鸣、口干，结合舌脉，为感受风邪，风痰上扰入络。故治以祛风化痰，通络止痛。方中牵正散祛风化痰，止痉通络，合防风、羌活、威灵仙以增强牵正散祛风化湿入络的作用；半夏、白芥子、陈皮、茯苓、苍术祛痰化湿，散结搜络；川芎活血止痛，血行风自灭。

二诊患者症状明显减轻，故去苍术，减轻辛燥之患，加细辛以升阳通窍。四诊时，患者服前方已基本痊愈，因颜面部又有麻木感，怕有复发之患，方中仍以牵正散为主方，加用地龙，合防风、白芥子辅助牵正散以增强祛风通络化痰的功效，并且配伍川芎、当归养血活血，白芍、甘草酸甘化阴，郁金疏肝活血，党参、甘草健脾益气，增加了补气养血滋阴的功效。五诊有血瘀之症，故去白芍，加赤芍以活血化瘀。

病案二　陈某，男，40岁。

2009年5月5日初诊　患者3日前外出受凉后出现右侧口眼㖞斜，右侧颜面部麻木不适，右侧眼睑轻度闭合不全，伴有口干、耳鸣，纳眠可，二便调。舌质淡红、苔白厚腻，脉弦。

【辨证】风寒袭络，少阳郁热。

【治则】祛痰止痉，化痰通络，清解郁热。

【方药】牵正散合小柴胡汤加减。

白附子 15 g　白僵蚕 15 g　白芥子 15 g　半夏 10 g　全蝎粉 3 g(冲)

苍术 10 g　　地龙 10 g　　连翘 10 g　　防风 10 g　郁金 10 g

黄芩 10 g　　柴胡 12 g　　茯苓 20 g　　甘草 6 g

3 剂，水煎服，每日 1 剂

二诊（5 月 8 日）　服药后右侧颜面部麻木感明显减轻，右眼睑仍轻微闭合不全。口不干。纳眠可，二便调。舌脉同前。效不更方，继服 3 剂。

三诊（5 月 11 日）　轻微颜面麻木感，右眼睑闭合正常。有时头晕，耳鸣减轻，无口干。舌尖红、苔白腻，脉弦稍数。上方再加栀子 10 g。4 剂，水煎服，每日 1 剂。

【按】本案患者有受凉史，结合舌脉，为风寒外袭，引动风痰痹阻经络，兼少阳郁热，故治以祛风散寒，止痉化痰，清解少阳郁热。

牵正散出自《杨氏家藏方》，方中白附子辛温燥烈，入阳明经而走头面，以祛风化痰，尤其善散头面之风。全蝎、僵蚕均能祛风止痉，其中全蝎长于通络，僵蚕且能化痰，合用既助君药祛风化痰之力，又能通络止痉。配伍防风以增强祛风之效，白芥子、地龙、苍术、茯苓共奏祛痰渗湿搜络之功，连翘、郁金以清热解毒、凉血活血，柴胡、黄芩、半夏取小柴胡汤之意，以清解少阳郁热，疏散半表半里之邪。三诊因患者热象明显，故加栀子，合黄芩，以清解热毒。

谷万里根据多年临证经验，在牵正散的基础上，加入半夏、苍术、白芥子、防风四味药，是治疗㖞僻的自拟方，取得了较好的疗效。不论风寒、风热引起的㖞僻，均可以在自拟方的基础上临证加减。风寒袭络时多选用威灵仙、羌活散寒除湿，通络止痛；风热袭络时多用连翘、柴胡、黄芩、栀子、郁金以清解少阳郁热。治疗㖞僻的方药性味多辛燥，容易伤阴耗气，所以不可多服久服，中病即止，亦可根据患者病情和体质，酌加养血生津、活血滋阴之品。

〔刘贯龙　整理〕

四、胁痛

胁痛是指以自觉一侧或两侧胁肋部疼痛为主要表现的病证，疼痛性质可表现为胀痛、刺痛、窜通、隐痛。多由于情志不畅、饮食不节、跌仆损伤、久病体虚等多种因素导致的肝络失和，病理性质分为实证（气滞、血瘀、湿热）引起的"不通则痛"和虚证（阴血不足，肝络失养）导致的"不荣则痛"。胁痛可见于现代医学的多种疾病，如急慢性肝炎、胆囊炎、胆结石、肋间神经痛、原因不明的胁痛等。

病　案　高某，女，46 岁。

2018 年 5 月 22 日初诊　患者 1 年前生气后开始出现胁肋部胀痛不适，自觉有气窜动，每于情绪不畅时加重，善太息，易急躁，口黏，纳眠尚可，二便调。舌质红、苔腻，脉弦细。既往有慢性胃炎病史。

【辨证】肝郁气滞，痰浊阻络。

【治则】疏肝理气，化痰止痛。

【方药】逍遥散合金铃子散加减。

> 柴胡 12 g　　白芍 10 g　　当归 10 g　　半夏 10 g　　苍术 10 g
> 香附 10 g　　茯苓 20 g　　延胡索 10 g　川楝子 15 g　甘草 6 g
> 7 剂，水煎服，每日 1 剂

二诊（5 月 27 日）　胁痛大减，口黏明显减轻，餐后腹胀，偶有反酸。纳眠可，二便调。舌质淡红、苔薄白，脉弦缓。上方加枳实 10 g，赭石 15 g。7 剂，水煎服，每日 1 剂。

后随访患者服上方后胁痛未作，腹胀及反酸缓解。

【按】逍遥散出自《太平惠民和剂局方》，具有疏肝解郁、健脾和营的功效，治疗肝郁血虚、脾失健运之证。金铃子散出自《太平圣惠方》，是治疗热厥心痛的方剂。方中柴胡疏肝解郁，白芍、当归养肝滋阴活血，茯苓、苍术、半夏祛湿散结，香附行气止痛，川楝子、延胡索疏肝泄热、活血止痛，甘草调和诸药。二诊因餐后腹胀、反酸，加枳实、赭石，以宽中降逆。

谷万里指出，胁痛之证，主病在肝，治法以甘缓、酸泻、辛散为原则。同时应牢记"见肝之病，知肝传脾，当先实脾"，强调在治疗肝病时，注意配伍健脾药物。在疏肝健脾的同时，根据病证配伍理气、活血、化瘀、清热等治法常获良效。

〔刘贯龙　整理〕

五、少腹痛

少腹痛是指以小腹两旁疼痛为主要表现的病症。首见于《素问·五常政大论》。少腹隶于厥阴，厥阴者肝也。多因外感时邪、饮食不节、情志失调、跌仆手术及阳气素虚，导致气机郁滞、脉络痹阻或经脉失养，而致不通则痛或不荣则痛。病理因素有寒凝、火郁、食积、气滞、血瘀。常常涉及内、外、妇等多个学科，可见于现代医学腹痛的肠易激综合征、肠痉挛、肠梗阻、腹型过敏性紫癜、泌尿系结石、阑尾炎、疝病等。

病案　李某，女，38岁。

2015年8月4日初诊　患者半年前因不小心拉伤腹股沟出现持续性疼痛，经治疗休息后转为间断性疼痛，现患者左侧左腹股沟痛甚，遇寒痛加，怕凉，情绪焦躁，月经血块多。纳眠可，二便调。舌质暗、苔薄白，脉沉弦。妇科B超示：左侧卵巢囊肿。

【辨证】寒凝肝脉，气滞血瘀。

【治则】温经散寒，理气活血。

【方药】当归四逆汤加减。

当归10g　桂枝10g　川芎10g　乌药10g　香附10g　柴胡10g
茯苓20g　细辛3g　小茴香6g　炙甘草6g
7剂，水煎服，每日1剂

二诊（8月11日）　服药后疼痛明显减轻，情绪好转，不再怕冷。舌质略暗、苔薄白，脉弦大。上方加郁金10g。7剂，水煎服，每日1剂。

【按】《伤寒论》第351条云："手足厥寒，脉细欲绝者，当归四逆汤主之。"当归四逆汤具有温经散寒、活血通脉之功效，用于治疗血虚寒厥证。《医宗金鉴》云："此方取桂枝汤君以当归者，厥阴主肝为血室也；佐细辛味极辛，能达三阴，外温经而内温脏。"本案取其温肝经、暖肝脏之功。

腹痛的治疗应以"通"字立法，在辨明寒热虚实用药的基础上，辅以理气疏通的药物。灵活运用以辛温或辛热药为主体的温通法，一是温通与理气药配伍，多用于寒凝气滞引起的腹痛；二是温通与养阴补血药配伍，刚柔相济，体阴而用阳；三是温通与活血化瘀药配伍，治疗瘀血引起的少腹痛；四是温通与补气药配伍，适用于中虚脏寒的腹痛；五是温通与甘缓药同用，使其温通而不燥烈伤阴。

患者因外伤引起疼痛，首先考虑血瘀，但素体阳虚，且内有癥瘕，故治疗以温通与活血化瘀药配伍，同时兼顾理气止痛。方中当归、川芎活血化瘀，散结止痛；细辛、乌药、小茴香温肝经而散寒，通络止痛；柴胡、香附疏肝止痛；茯苓健脾祛湿；甘草缓急止痛，调和诸药。二诊患者诸症明显减轻，因脉仍弦，故加用郁金，以增强理肝气、活血化瘀之效。

〔刘贯龙　整理〕

伍 肾系疾病

一、淋证

淋证是以小便频急，滴沥不尽，尿道涩痛，小腹拘急，痛引腰腹为主要临床表现的一类病证。《诸病源候论·淋病诸候》云："诸淋者，由肾虚而膀胱热故也。"淋证的病位在肾与膀胱，且与肝脾有关。其病机主要是肾虚，膀胱湿热，气化失司。淋证分为热淋、气淋、血淋、膏淋、石淋、劳淋六类。现代医学的泌尿系感染、结石、肿瘤、乳糜尿等，出现以上症状时，属淋证范畴。

病案一 李某，女，45岁。

2013年12月21日初诊 患者1个月前无明显诱因突然出现双侧腰背部刺痛，伴有小便短赤。曾于当地医院行泌尿系彩超示：双肾结石，最大者3 mm×3 mm。予口服西药（具体不详）治疗，效果不佳。刻下症见腰背部刺痛反复发作，疼痛难忍，纳眠尚可，小便短赤，大便偏稀。舌红、苔薄黄，脉弦。诊断为淋证（石淋）。

【辨证】湿热下注，煎液成石。

【治则】清热利湿，通淋排石。

【方药】三金汤合六一散加减。

金钱草20 g	鸡内金15 g	海金沙10 g	石韦10 g	苍术10 g
半夏10 g	茯苓20 g	怀牛膝15 g	滑石粉15 g	甘草6 g

7剂，水煎服，每日1剂

二诊（12月31日） 服药后腰部未再疼痛，小便色黄，大便基本正常。舌淡红、苔薄黄，脉细弦。复查泌尿系彩超未见异常。效不更方，继服7剂以巩固疗效。

【按】肾虚与膀胱湿热在淋证的发生、发展及病机转化中具有重要的意义。辨证首辨类别，其次辨虚实、标本缓急，注意不同淋证之间和某些淋证本身的虚实之间可相互转化。实证多在膀胱和肝，虚证多在肾和脾。治疗原则为实则清利，虚则补益。

《诸病源候论·淋病诸候》中描述了石淋的证候："石淋者，淋而出石也。肾主水，水结则化为石，故肾客沙石。肾虚为热所乘，热则成淋，其病之状，小便则茎里痛，尿不能卒出，痛引少腹，膀胱里急，沙石从小便道出，甚者塞痛令闷绝。"《证治准绳》云："湿热蕴结下焦，尿液受其煎熬，日积月累结为沙石，成为石淋。"说明石淋的病机为下焦湿热。

三金汤方中金钱草具有清利湿热、利尿通淋的作用，有助于排石，为君药；海金沙利尿通淋，其性下降，善清膀胱湿热，善止尿道疼痛，为臣药；鸡内金通淋化石；石韦、瞿麦、冬葵子均可利水通淋；六药合用，清热利湿，通淋排石，为湿热下注之石淋常用方。六一散出自《黄帝素问宣明论方》，原治暑湿证，滑石清解暑热，且能清膀胱热结，通利水道，使暑热湿邪从小便而泄；甘草既能清热泻火，又能防滑石寒凉伤胃，尚可甘寒生津；本方药性平和，清热而不留湿，利水而不伤阴，亦可治疗膀胱湿热之淋证。

本案患者腰背部刺痛，伴小便短赤，大便偏稀，为下焦湿热之象，舌脉亦为佐证。故用三金汤中的三金石韦合六一散清湿热、通水道、促排石，方中加牛膝增利水通淋之功，且可补肝肾防邪气伤肾；苍术、半夏燥湿；茯苓利水渗湿。二诊即诸症消失。

病案二　宋某，男，24 岁。

2009 年 12 月 16 日初诊　患者半个月前查体时发现右肾输尿管开口处结石，直径约 1 cm，右肾积水。平素劳累后时有右侧腰痛，小便时有排便不尽感，无尿频及尿痛，小便不黄，纳眠尚可，大便调。舌尖红、苔白腻，脉沉弦滑。诊断为淋证（石淋）。

【辨证】湿热下注，煎液成石。

【治则】清热利湿，通淋排石。

【方药】三金汤、三妙丸合六一散加减。

金钱草 20 g	海金沙 10 g	鸡内金 15 g	川牛膝 15 g	黄柏 10 g
苍术 10 g	泽泻 10 g	续断 10 g	莪术 10 g	茯苓 20 g
车前草 15 g	生地黄 15 g	滑石 15 g	甘草 6 g	
7 剂，水煎服，每日 1 剂				

二诊（12 月 23 日）　近 1 周腰痛发作 2 次，自觉口中黏腻，口臭。舌红、苔白腻，脉沉弦细。复查泌尿系彩超示：右肾有泥沙样结石，无肾积水。上方去生地黄、续断。继服 7 剂。

1 个月后随访诸症消失，复查泌尿系彩超未见结石。

【按】本案与案一虽临床表现不尽相同，但基本病机一致，故总的治则治法不变。本案患者腰痛多发于劳累后，提示有肾虚表现，故加生地黄、续断补肾，生地黄兼可清热；小便排不尽感为热邪较盛的表现，故加黄柏、车前草、泽泻，既可燥湿渗湿，又增清热之力；莪术行气止痛，破血消积。二诊症状减轻，但出现口中黏腻、口臭，提示中焦湿热，故去滋补之生地黄、续断。

谷万里指出，石淋以湿热下注之实证多见，但日久易伤正，表现为正虚邪实并见之证。石淋的治疗以通淋排石、清热利尿为主，根据证候不同，兼用行气活血、化瘀散结、扶正补益等法。

〔吴 丹 整理〕

二、癃闭

癃闭是由于肾和膀胱气化失司导致的以排尿困难，全日总尿量明显减少，小便点滴而出，甚则闭塞不通为临床特征的一种病证。良性前列腺增生症属中医"癃闭"范畴，癃闭之名首见于《黄帝内经》，如《素问·五常政大论》云："其病癃闭，邪伤肾也。"《灵枢·五味》云："酸走筋，多食之，令人癃。"明确指出了癃闭的病因在于外邪伤肾和饮食不节。《素问·宣明五气》云："膀胱不利为癃，不约为遗溺。"指出本病的病位在膀胱，病机为膀胱及三焦气化不利。"三焦者，决渎之官也。"五脏六腑之气血津液运行代谢依赖于三焦的气化调节。外邪侵袭，饮食不节，脊髓损伤，久病年老体虚等皆能导致三焦气机疏利失常，气血津液代谢障碍，肾与膀胱气化失司而发为癃闭。

病案一 张某，男，52岁。

2019年10月23日初诊 患者平素饮酒较多且久坐工作，半个月前开始无明显诱因出现小腹部胀满不适，尿等待，伴有阴囊潮湿，曾行泌尿系彩超示：前列腺增生。纳眠可，大便调。舌暗红、苔淡黄厚腻，脉左弦、右尺弦大。

【辨证】湿热下注。

【治则】清热利湿。

【方药】二妙散合萆薢渗湿汤加减。

> 黄柏10g　苍术10g　薏苡仁20g　茯苓20g　土茯苓20g　萆薢10g
> 石韦10g
> 7剂，水煎服，每日1剂

二诊（10月31日）　药后诸症减轻，舌象同前，脉寸关弦、尺沉。上方加车前子15 g（包煎）。继服14剂。后随访言小腹胀满感缓解，余无明显不适。

【按】癃闭患者临床常表现为湿热下注证，出现排尿困难、小腹胀满、脉数、苔黄腻等。湿热之邪为湿邪与热邪两者相合而成，湿热证见于多种疾病中，若湿邪或热邪单一致病则病机相对简单，且易于治疗。两邪相合则使得病机变得复杂，较为难治且疗效较差。湿热之邪常由脾胃运化功能失常和肾主水功能失司所致，故常见于肾系疾病。湿热的治疗正如吴塘所云："徒清热则湿不退，徒祛湿则热愈炽。"因此治疗上应清热祛湿并行。肾系疾病湿热证常因内外合邪而诱发。治疗当清热利湿并举。临床以二妙散合萆薢渗湿汤加减化裁，往往收效明显。

本案患者平素饮酒较多，加之久坐，则湿热之邪内蕴；湿热下注，则小腹胀满不适，阴囊潮湿；膀胱气化不利，则尿等待，甚则无尿。

二妙散出自《丹溪心法》，由黄柏、苍术组成，专为湿热下注、足膝肿痛而设。苍术和黄柏清利下焦湿热。萆薢渗湿汤出自清代高秉钧《疡科心得集》，可清热利湿、凉血解毒，临床可化裁应用治疗下焦湿热之证。方中萆薢、薏苡仁健脾利水渗湿；配伍茯苓健脾渗湿，健运中焦，则痰湿自除。土茯苓解毒除湿，通利关节，增强方中解毒除湿之力。加石韦以利水消肿，凉血止血。全方诸药合用则收清热利湿解毒之功。二诊诸症减轻，加车前子以增利水消肿之力，使湿热之邪从下焦而去。

〔王静静　整理〕

病案二　王某，男，42岁。

2017年12月7日初诊　患者10个月前因"腰椎爆裂性骨折"入院康复科住院治疗，住院期间出现小便不通，会阴部麻木，感觉迟钝，遂给予导尿。大便偏干，不能控制，遂请中医科会诊，纳眠尚可。舌淡红、苔白腻，脉寸尺弱。

【辨证】气虚血瘀。

【治则】补气活血。

【方药】补阳还五汤加减。

黄芪30 g　当归10 g　　桃仁10 g　红花10 g　　川芎10 g　　赤芍10 g
地龙10 g　川牛膝10 g　续断10 g　骨碎补10 g　威灵仙15 g　甘草6 g
7剂，水煎服，每日1剂

二诊（12月15日）　持续导尿中，二便感觉迟钝，大便有便意，但不能控制。舌脉同前。继服上方7剂，水煎服，每日1剂。

三诊（12月23日）　仍持续导尿，大便干、有便意。舌淡、苔白腻，脉沉。继用活血化瘀之法：上方去黄芪、红花、甘草，川牛膝改15 g，加黄芩、半夏、郁金各10 g，柴胡、莱菔子各15 g，茯苓20 g。7剂，水煎服，每日1剂。

四诊（1月3日）　导尿管已拔，每晨口干口苦，纳少，大便干。舌红、苔腻，脉弦左尺大。处方：大柴胡汤加减：

柴胡12 g　黄芩10 g　　半夏10 g　大黄10 g　　枳实10 g　　赤芍10 g
地龙10 g　川芎10 g　　苍术10 g　瞿麦10 g　　川牛膝15 g　威灵仙15 g
鸡血藤15 g 甘草6 g
7剂，水煎服，每日1剂

1个月后随访，诸症消失，病愈。

【按】癃闭的辨证以辨虚实为主，其治疗应据"六腑以通为用"的原则，着眼于通。但通之法，因证候的虚实而异，不可滥用通利小便之品。实证治宜清湿热，散瘀结，利气机而通利水道；虚证治宜补脾肾，助气化，使气化得行，小便自通。内服药物缓不济急时，应配合导尿或针灸以急通小便。

补阳还五汤出自《医林改错》，原著中用治气虚血瘀之中风后遗症。方中重用黄芪，补益元气，气旺则血行，为君药；当归活血祛瘀而不伤血，为臣药；桃仁、红花、赤芍、川芎协同当归以活血祛瘀，地龙通经活络，力专善走，周行全身，以行药力，共为佐药。方中重用补气药与诸多活血药相伍，使气旺血行以治本，瘀祛络通以治标，标本兼顾；且补气而不壅滞，活血而不伤正。

本案患者小便不通出现于外伤之后，首先考虑有瘀血阻络，尿路阻塞。瘀血日久，阻滞气血运行，气血不运则脏腑失养而致气虚；且患者外伤后长期卧床，久卧伤气，亦致气虚，气为血之帅，气虚则无力推动血行，进一步加重血瘀，形成气虚血瘀证。气虚致膀胱气化失司，亦会出现小便不通；气虚血瘀，筋脉肌肉脏腑失养，出现会阴部麻木，感觉迟钝，大便偏干；气虚失于固摄，则大便不能控制。治疗选用补气活血通络之补阳还五汤，则气旺、瘀消、络通，诸症可愈。因患者骨折未愈，加川牛膝、续断、骨碎补补肝肾，强筋骨，疗伤续折，且川牛膝有活血、利水、引血下行之功效；威灵仙可通经络。

　　二诊证候无明显变化，继用上方。三诊时症状略好转，继续以活血化瘀为主，大便干考虑为郁热之象，加黄芩、半夏、郁金、柴胡、莱菔子清热行气解郁。四诊已拔出导尿管，可自行排尿，口苦、纳少，为少阳证，大便仍干，提示热入阳明，为少阳阳明合病，故用大柴胡汤和解少阳，内泄热结，加用赤芍、地龙、川芎、川牛膝、鸡血藤活血化瘀，川牛膝兼可补肝肾、强筋骨；鸡血藤、威灵仙通络；苍术燥湿；瞿麦利尿通淋，且可破血化瘀，瘀血去则尿路通。

〔吴　丹　整理〕

三、水肿

　　水肿是以头面、眼睑、四肢、腹背，甚至全身浮肿为临床特征的一类病证。多因感受外邪，饮食失调，或劳倦过度等，使肺失宣降通调，脾失健运，肾失开合，膀胱气化失常，导致体内水液潴留，泛滥肌肤，而成水肿。《黄帝内经》称为"水"，《素问·水热穴论》云："其本在肾，其末在肺。"《素问·至真要大论》云："诸湿肿满，皆属于脾。"指出其发病与肺脾肾三脏关系密切。现代医学中的急、慢性肾小球肾炎，肾病综合征，充血性心力衰竭，内分泌失调，以及营养障碍等疾病出现的水肿，均属本病范畴。

病案 刘某，男，32岁。

2019年11月26日初诊　患者2年前无明显诱因出现四肢肿胀、手脚凉而多汗出，无明显关节疼痛症状，四肢活动正常，晨起口苦，口中有异味。纳可，睡眠差，入睡后常有"鬼压床"症状，二便正常。舌红、苔白腻，脉关弦滑。肾功能检查未见明显异常。

【辨证】阳虚水泛，阴阳失调。

【治则】温阳化饮，健脾利水，调和阴阳。

【方药】苓桂术甘汤、桂枝汤合小柴胡汤加减。

> 茯苓20g　桂枝10g　白术10g　白芍10g　半夏10g　黄芩10g
> 柴胡12g　生姜6g　大枣6g　炙甘草6g
> 7剂，水煎服，每日1剂

二诊（12月3日）　服上方后肢体肿胀减轻，"鬼压床"症状未再出现，仍手足凉，晨起口苦甚，纳可，二便调。舌红、苔腻，脉弦滑大。上方加当归、枳实各10g。14剂，水煎服，每日1剂。

半个月后随访，诸症消失。

【按】水肿的辨证以阴阳为纲，表实热证多为阳水，里虚寒证多为阴水，但在疾病发展过程中，二者常互相转化，相兼为病。《素问·汤液醪醴论》提出"去宛陈莝""开鬼门""洁净府"三条治疗基本原则。张仲景宗《黄帝内经》之意，在《金匮要略·水气病脉证并治》中提出"发汗、利小便"的两大治法。水肿的治疗原则是分阴阳而治，阳水主要治以发汗、利小便、宣肺健脾，水势壅盛则可酌情暂行攻逐，总以祛邪为主；阴水则主要治以温阳益气、健脾益肾、补心，兼利小便，酌情化瘀，以扶正为法。虚实并见者，则攻补兼施。

苓桂术甘汤出自《伤寒论》和《金匮要略》，四药皆入中焦脾胃，温中化饮，正如《金匮要略·痰饮咳嗽病脉证并治》所云："病痰饮者，当以温药和之。"桂枝汤出自《伤寒论》云："外证得之，解肌和营卫；内证得之，化气调阴阳。"桂枝汤一方面可助苓桂术甘汤温阳化气，另一方面可调和阴阳。苓桂术甘汤逐饮出下窍、因利而去，桂枝汤输水走皮

以平为期——名中医谷万里临证百案

毛、从汗而解，两方相合，谨遵张仲景治疗水肿病"发汗、利小便"之治法。

本案患者四肢肿胀，脾主四肢，故病位在脾；脾主运化，脾虚不能运化水液，停留于四肢肌肤而成水肿；手脚凉提示阳气不足，失于温煦；多汗、睡眠差伴"鬼压床"症状为水湿泛滥肌肤影响营卫之气的运行，阴阳失调所致；口苦为少阳证症状；舌脉亦为脾虚水湿内停之候。总的病机为脾阳气不足，阴阳失调。故用苓桂术甘汤温阳化饮、健脾利水，桂枝汤调和阴阳，小柴胡汤中柴胡、半夏、黄芩和解少阳。

二诊仍手足凉、口苦甚，加枳实，与原方中柴胡、白芍、炙甘草组成四逆散，以疏肝理脾解郁；加当归，与白芍、茯苓、白术共取当归芍药散之意，加强疏理肝脾之功。

〔吴　丹　整理〕

四、尿频

尿频是指小便次数明显增多，有急迫感而无疼痛的一种病证。在正常状态下，成人日间排尿4~6次，夜间就寝后排尿0~2次，如果排尿次数明显超过上述范围，则称之为尿频。尿频的病位在膀胱，与肺脾肾肝有关。先天不足、久病咳喘、饮食失节、劳倦过度、情志不畅、感受湿热或湿热内生等病因，引起肺脾肾气虚不固、肾阴亏虚、肺气宣降失常、肝郁气滞、湿热蕴结膀胱，均可致膀胱气化失司，尿频乃生。尿频作为现代医学的一种症状，常见于精神神经性尿频、膀胱炎、膀胱占位、尿路结石、前列腺疾病等。

病案　刘某，女，53岁。

2008年7月15日初诊　患者近1个月以来小便频数，久行或活动量大时尿频而量少，排尿无疼痛及灼热感，夜尿1次。夜间起床时双下肢有僵硬感，平素不易出汗。纳眠可，大便调。舌淡红、苔薄白，脉左右关弦、尺沉细弱。妇科彩超示：子宫及卵巢切除术后。

【辨证】肾气不固。

【治则】补肾助阳化气。

【方药】桂附地黄汤加味。

熟地黄 25 g　山药 25 g　肉桂 5 g　　制附子 10 g　山茱萸 10 g　泽泻 10 g

牡丹皮 10 g　茯苓 20 g　黄芪 15 g　半夏 10 g　　陈皮 10 g

3 剂，水煎服，每日 1 剂

二诊（7 月 17 日）　服上方 2 剂，尿频大减，大便不成形，时有腰痛。舌淡红、两侧有白黏涎、苔中根部白腻，脉同前。上方加苍术 10 g，石菖蒲 15 g。继服 6 剂。

三诊（7 月 23 日）　尿不频，腰痛未作，大便正常。舌淡红、苔薄白，脉弦细。上方继服 7 剂以资巩固。

【按】尿频辨证首辨虚实，虚则补之，实则泻之，虚实夹杂者兼顾治之。肾主水，司二便，与膀胱相表里。膀胱的气化主要靠肾气主司，肾气虚则下元不固，膀胱气化不利，开阖失司，而致尿频。谷万里指出：治疗肾气不固之尿频，慎用大量温补之品，正如《素问·阴阳应象大论》所云："壮火散气，少火生气。"桂附地黄汤出自《医宗金鉴》，具有温补肾阳化气的功效，主治肾阳气不足证。此方以大量补阴药为主，温补之桂附药少量轻，以其辛热之性化阴精以益肾气。8 味药相合，非峻补元阳，乃阴中求阳，微微生火，鼓舞肾气，即"少火生气"之意。

本案患者尿频、久行或活动量大时尤甚，说明是气虚不固所致，动则耗气故加重；双尺脉沉细弱提示肾中阳气不足。治疗上选用桂附地黄汤温补肾中阳气，加黄芪补中气以益肾气，半夏、陈皮燥湿理气健脾，防补益药物滋腻碍胃生湿。二诊大便不成形、舌两侧有白黏涎，苔中根部白腻，为中下焦湿邪之象，故加苍术、石菖蒲增加燥湿之力。

〔吴　丹　整理〕

以平为期——名中医谷万里临证百案

五、尿浊

尿浊是以小便浑浊，白如泔浆，排尿时并无疼痛为主症的一种病证。多由饮食肥甘，脾失健运，酿生湿热，或病后湿热未清，蕴结下焦，清浊不分而成。病延日久，脾肾两伤，脾虚中气下陷，肾虚固摄无权，则精微脂液下流。现代医学的乳糜尿、磷酸盐及泌尿系统炎症、结核、肿瘤表现以小便混浊为主要症状者，多属本病范畴。

病案 赵某，女，51岁。

2009年4月27日初诊　患者近1年以来出现小便混浊，上浮有油状物，有沉渣，伴有乏力，腰痛，口干，纳眠可，小便频，大便调。舌淡红、苔薄白、舌体两侧稍腻，脉弦滑数。尿常规示：白细胞（++），尿蛋白（+）。腹部彩超示：肾结石。

【辨证】脾肾虚弱，湿热下注。

【治则】先清热利湿、分清化浊，再温肾益气。

【方药】萆薢分清饮合四妙丸加减。

萆薢 10 g	益智 10 g	苍术 10 g	黄柏 10 g	半夏 10 g
薏苡仁 20 g	茯苓 20 g	石菖蒲 15 g	党参 15 g	怀牛膝 15 g
滑石 15 g	车前草 15 g	甘草 6 g	夏枯草 12 g	

5剂，水煎服，每日1剂

二诊（5月1日）　服上方后尿浊减轻，腰痛减，仍尿频。舌淡红、苔薄白根腻，脉弦滑不数。上方去夏枯草，继服7剂。

三诊（5月8日）　尿浊大减，腰冷痛，小便稍频。舌淡红、苔白腻，脉沉细弦。湿热渐去，肾虚象显，上方再加乌药10 g。继服7剂。

四诊（5月15日）　无明显不适，纳眠可。舌淡红、苔薄白稍腻，脉弦细。复查尿常规示：白细胞（-），尿蛋白（-）。上方继服14剂，以巩固疗效。

【按】《医学刍言》云："浊者，小溲不清也，属湿热。初宜治脾渗湿热，久宜补肾固精。"本病初起以湿热为多，治宜清热利湿。病久多脾肾亏虚，治宜培补脾肾，固摄下元。虚实并见者，应予兼顾。

草薢分清饮出自《杨氏家藏方》，为肾阳不足，湿浊下注之尿浊而设。方中草薢利湿分清化浊，为治小便浑浊之要药；益智补肾助阳，固精缩尿；石菖蒲芳香化浊助草薢祛湿，兼可祛膀胱虚寒；乌药温肾散寒助益智之功，兼以行气使气化则湿化。本方泄中有补，通中寓涩，邪正兼顾，标本同治，共成温肾祛湿，分清化浊之功。

本案患者小便浑浊，结合舌脉，为下焦湿热蕴结，清浊不分而成；然又伴有乏力、腰痛，上浮有油状物，为肾气不足之象。考虑患者尿浊1年，病程较长，损伤脾肾，脾虚中气下陷，肾虚固摄无权，则精微脂液下流；脾肾气虚，失于固摄，湿热蕴结，膀胱失司，而致尿频。本案为虚实夹杂之证，故方选草薢分清饮温肾利湿，分清化浊，先去乌药则辛温之性减以防助热，加甘平之党参补中气；四妙丸清利下焦湿热；茯苓利水渗湿兼能健脾；车前草、滑石清热利水通淋；尿中有沉渣，舌体两侧稍腻，有痰湿郁结之象。加半夏、夏枯草化痰湿而散郁结。全方虚实兼顾，寒热并用，补中有泄，补而不滞，泄而不伤正。

二诊症减，舌体两侧腻苔消失，脉不数，说明痰热郁结消除，故去夏枯草；三诊腰冷痛、脉沉细弦为下焦虚寒之象，加乌药以温肾散寒；四诊诸症消失，效不更方。

〔吴　丹　整理〕

六、阳痿

阳痿是指青壮年男子临房时阴茎痿弱不举，或举而不坚，或坚而不久的一种病证。阳痿的病因比较复杂，但以房劳太过，频犯手淫为多见。病位在肾，并与脾心肝关系密切。病机主要有命门火衰、心脾受损、惊恐伤肾、肝郁不舒、湿热下注等，最终导致宗筋失养而弛纵，发为阳痿。现代医学中的男子性功能障碍和某些慢性疾病可见阳痿的临床症状。

病案　白某，男，41岁。

2008年8月7日初诊　患者近1年来性功能减退，阴茎痿软，伴性欲减退，阴囊潮湿，腰酸。纳眠可，晨起小便黄，尿频，大便正常。舌淡红、苔根部黄腻，脉沉弦滑。查体结果示：脂肪肝、前列腺肥大。

【辨证】肾虚兼下焦湿热。

【治则】补肾阳，滋肾阴，清热利湿。

【方药】二仙汤、六味地黄丸合四妙丸加减。

仙茅15 g	淫羊藿15 g	巴戟天10 g	当归10 g	知母10 g
黄柏10 g	苍术10 g	熟地黄10 g	山茱萸10 g	山药20 g
茯苓20 g	薏苡仁30 g	牛膝15 g	桑寄生15 g	车前草15 g
7剂，水煎服，每日1剂				

二诊（8月14日）　腰酸改善，仍尿频，余症同前。舌淡红、苔根部黄厚，脉弦滑。上方去牛膝、熟地黄、山茱萸，加川牛膝15 g，半夏、陈皮各10 g。5剂，水煎服，每日1剂。

三诊（8月19日）　阳事举而不坚，阴囊潮湿明显减轻，时有腰酸。舌淡红、苔根部微黄，右脉细弦寸弱。改以桂附地黄汤合四妙丸加减：

熟地黄20 g	肉桂8 g	制附子6 g	山药20 g	茯苓20 g
薏苡仁20 g	山茱萸10 g	牡丹皮10 g	泽泻10 g	苍术10 g
黄柏10 g	牛膝10 g	黄芪15 g	车前草15 g	
7剂，水煎服，每日1剂				

四诊（8月26日）　服药后觉身体舒适，腰酸缓解。舌脉同前。上方改黄芪20 g。继服7剂。

五诊（9月4日）　性功能基本正常，腰不酸痛，无尿黄尿频。舌淡红、苔薄黄，脉弦。上方继服7剂以资巩固。

【按】阳痿的治疗主要从病因病机入手，命门火衰者，应温肾壮阳、滋肾填精；心脾受损者，补益心脾；恐惧伤肾者，益肾宁神；肝郁不舒者，疏肝解郁；湿热下注者，苦寒坚阴，清热利湿。

《傅青主男科·肾病门·阳痿不举》云："日泄其肾中之水，而肾中之火，亦因而消亡，盖水去而火亦去，必然之理，有如一家人口，厨下无水，何以为炊。"叶天士《临证指南医案》认为阳痿病"非峻补真元不可。盖因阳气既伤，真阴必损，若纯乎刚热燥涩之补，必有偏胜之害，每兼血肉温润之品缓调之"。均强调治疗阳痿需阴阳双补、水火既济之理。谷万里指出：治疗肾虚、命门火衰所致之阳痿，忌纯用刚热燥涩之剂，宜选用血肉有情温润之品，故本案选用壮阳药与滋阴泻火药同用之二仙汤。二仙汤具有温肾阳，补肾精，泻肾火之功效，6味药集寒热补泻于一方，温而不燥，凉而不寒，阴阳并调。临证中阳痿患者多病机复杂，尤其是病程较长者，应仔细辨证，随证加减。

本案患者阳痿不举，伴性欲减退、腰酸，为肾虚表现；阴囊潮湿、小便黄、舌苔根部黄腻为湿热郁于下焦的表现；肾虚肾气不固故尿频。治疗宜补肾为主兼清利湿热。方中仙茅、淫羊藿、巴戟天温肾阳；熟地黄、山茱萸、知母、山药滋肾阴；黄柏、苍术、牛膝、薏苡仁、茯苓清热利湿；当归温润养血，且可制温阳药之燥烈；桑寄生补肝肾。全方可达水火既济、精气互生、湿热得清之功效。

二诊仍尿频，去牛膝，加川牛膝以增利水通淋之效；舌苔根部较前厚，提示下焦湿邪较重，故去滋腻的熟地黄、山茱萸，加半夏、陈皮以燥湿。三诊诸症改善，肾虚较前明显好转，原方过于滋腻，恐加重湿热，改用桂附地黄汤以补肾助阳化气，合四妙丸清热燥湿，车前草清热利尿使湿热之邪从小便出。因右脉细弦寸弱，故稍加黄芪补肺脾之气以益肾气。四诊症状继续缓解，再加黄芪用量以增强补气之功，气足则阳旺，阳痿乃愈。

〔吴　丹　整理〕

七、血精

血精首载于《诸病源候论》，专列"虚劳精血出候"论述病因病理："肾藏精，精者，血之所成也，虚劳则生七伤六极，气血俱损，肾家偏虚，不能藏精，故精血俱出也。"认为血精主要由肾气亏虚导致。

此外，火热之邪或阴虚之证致君相火旺均可伤及血络，迫血妄行，致血精形成，或脾气亏虚，血失统摄，或湿热之邪，熏蒸精室，伤及血络而致血精。现代医学认为本病是一种以精液中混有血液的良性自限性男科疾病，发病机制尚不明确，目前多认为与感染、炎症、肿瘤、手术、血管异常等多种因素相关，其中最常见的是泌尿生殖系感染，应用敏感抗生素后大多能缓解，部分无效或反复发作，可发展为顽固性血精。

病案 马某，男，52 岁。

2016 年 7 月 5 日初诊　患者 2 个月前同房时出现精液带血，伴有尿频、尿道灼热。无小腹疼痛。平素纳眠可，小便黄，大便调。舌红、苔黄腻，脉弦尺大。前列腺、精囊 B 超示：未见明显异常。

【辨证】湿热下注。

【治法】清热利湿，凉血止血。

【方药】四妙散加减。

> 黄柏 10 g　苍术 10 g　茯苓 20 g　薏苡仁 20 g　石韦 10 g　草薢 10 g
> 茜草 10 g　地榆炭 10 g　牛膝 15 g　海螵蛸 20 g　甘草 6 g
> 7 剂，水煎服，每日 1 剂

二诊（7 月 12 日）　患者近日未行性生活，尿频、尿道灼热减轻。舌质红、苔黄，脉关弦滑。上方加萹蓄 10 g。7 剂，水煎服。

三诊（7 月 19 日）　患者述同房后有少量血精，较前明显减轻，无尿频及尿道灼热感，小便稍黄。舌红、苔薄黄腻，脉弦滑。上方去地榆炭、苍术，加夏枯草 10 g，三七粉 3 g（冲）。7 剂，水煎服。

四诊（7 月 26 日）　患者述同房后无血精，亦无任何不适。小便不黄。舌淡红、苔薄黄，脉弦。效不更方，上方继服 7 剂，以资巩固。

【按】本例患者以精液带血为主症，"血精"诊断明确。《诸病源候论》最早指出"肾劳精血出"，《医学入门》云"火盛精中多红丝"，均言明了血精之因。血精病位在下焦精室，与湿热毒瘀有关。四妙散载于

《成方便读》，具有清利湿热之效。方中苍术、黄柏清热燥湿，组成二妙散；加入牛膝，增强清利湿热、补益肝肾的功效，成为三妙散；加入薏苡仁增强清热燥湿之效，则为四逆散。

患者病程长，精血并见，尿溲热痛，在基本方上加地榆炭、茜草、石韦、海螵蛸以凉血收敛止血；加草薢以利尿通淋导邪外出，茯苓以健脾渗湿，诸药合用共奏清热利湿，凉血止血之效。二诊加萹蓄以增强利尿通淋之功。药后症减，然血证难除，离经之血日久化为瘀血，故三诊加三七粉以活血止血；加夏枯草以清热化痰，软坚散结。

〔王静静　整理〕

陆　气血津液疾病

一、自汗

自汗指不因外界环境因素的影响，而白昼时时汗出，动辄则汗出更甚者。正如《三因极一病证方论·自汗证治》云："夫自汗，多因伤风伤暑，及喜怒惊恐，房室虚劳，皆能致之。无问昏醒，浸浸自出者，名曰自汗。"《景岳全书·汗证》认为自汗属阳虚，盗汗属阴虚。但"自汗、盗汗，亦各有阴阳之证，不得谓自汗必属阳虚，盗汗必属阴虚也"。自汗在临床上甚为常见，近年来，随着生活压力的增加以及饮食习惯的变化，自汗患者越来越多。自汗既可以是一个独立的病，也可以作为一个症状而出现于各种病证中。

病案一　刘某，男，59岁。

2018年9月12日初诊　患者3年前无明显诱因出现阵发性前胸、后背部出汗，秋季明显，且活动后汗出较多，汗后背部发紧发凉，伴有下肢沉重。曾口服中药调理，效果不显。近1个月以来，出汗较多，后背紧束感，口干苦，纳可，睡眠差，二便调。舌体正中有裂痕、舌苔薄白、舌根部稍腻，脉寸关弦、尺沉。既往有冠心病史、冠脉支架植入术后 11 年。

【辨证】太少并病，营卫不和。

【治则】太少两解，调和营卫。

【方药】柴胡桂枝汤合酸枣仁汤加减。

桂枝 10 g　白芍 10 g　柴胡 12 g　　黄芩 10 g　　半夏 10 g　党参 10 g
生姜 6 g　大枣 6 g　炙甘草 6 g　鹿角霜 10 g　知母 10 g　川芎 10 g
龙骨 30 g　牡蛎 30 g　防风 10 g　　白术 10 g　　炒酸枣仁 10 g
7 剂，水煎服，每日 1 剂

二诊（9 月 19 日）　患者诉汗出减少，仍下肢沉，后背部紧束不适，眼睛干涩，时有头晕头胀，舌象同前，脉弦、寸脉转小。改以柴葛解肌汤加减：

柴胡 12 g　葛根 15 g　羌活 10 g　防风 10 g　黄芩 10 g　半夏 10 g
荆芥 10 g　龙骨 30 g　牡蛎 30 g　茯苓 20 g　苍术 10 g　甘草 6 g
3 剂，水煎服，每日 1 剂

三诊（9 月 22 日）　汗出明显减少，背部紧束感明显减轻，眼睛干涩缓解。自觉烦乱不适，下肢麻木，阴囊潮湿，舌象同前，寸脉弦紧。上方去荆芥、葛根、羌活，加川牛膝 15 g，薏苡仁、土茯苓各 20 g。14 剂，水煎服，每日 1 剂。

半个月后随访，诸症已缓解。

【按】中医学认为：自汗病机总属阴阳失调、腠理不固，治以调和阴阳、敛阳固涩。《临证指南医案·汗》云："阳虚自汗，治宜补气以卫外。"临证自汗当以肺卫不固和营卫不和为主。多因热炽阳明、暑伤气阴、气虚阳虚等引起，可见于外感六淫或内伤杂病，前者多为实证，后者多为虚证。

《伤寒论》第 146 条云："伤寒六七日，发热微恶寒，支节烦疼，微呕，心下支结，外证未去者，柴胡桂枝汤主之。"论述太阳少阳并病。本案患者胸背汗出伴背部紧束感是太阳表证，营卫不和则汗出，治疗旨在以桂枝汤调和营卫。桂枝辛温通阳、疏通经脉。而患者口干苦，脉弦，为邪犯少阳，经气不利。系太阳、少阳两经症状并存，故用柴胡桂枝汤，此乃小柴胡汤和桂枝汤合方，二方一外一内，其意皆在于和，桂枝汤调和营卫，为小柴胡汤和解半表半里创造条件；小柴胡汤和解少阳，则又为桂枝汤辛散解肌奠定基础。因患者汗出较多，加防风、白术以益气健脾固表，助止汗之功。

所谓"血汗同源"，久汗则营血亏虚，心肝失养。肝藏血，血舍魂；心藏神，血养心。肝血不足，则魂不守舍；心失所养，加之阴虚生内热，虚热内扰，故虚烦失眠。治宜养血以安神，清热以除烦。故以酸枣仁汤加减治之。酸枣仁甘酸质润，入心、肝之经，养血补肝，宁心安神；知母苦寒质润，滋阴润燥，清热除烦，与酸枣仁相伍，以助安神除烦之功。佐以川芎之辛散，调肝血而疏肝气，与酸枣仁相伍，辛散与酸收并用，补血与行血结合，具有养血调肝之妙；甘草和中缓急，调和诸药为使。患者汗出较多，故配伍生龙牡增强收敛固涩之力，同时可以起到重镇安神之功。久汗伤阴耗阳，结合患者下肢沉，尺脉沉，考虑肾阳亏虚，故方中加入鹿角霜以温肾固涩。

二诊汗出减少，但背部仍有紧束感，后背为足太阳经所属，太阳阳气失于布散，故背部紧束不适。《伤寒论》263条云："少阳之为病，口苦，咽干，目眩也。"故头晕头胀、目睛干涩俱为少阳经气不利的表现。此乃太阳表邪未解，郁而化热，波及少阳，故治以柴葛解肌汤解肌清热，通达表里。

三诊汗出止，诸症减轻，但症见烦乱不适，下肢麻木，阴囊潮湿，此表邪去，湿气存。因湿为阴邪，湿性下注，故下半身易为患。故方中去荆芥、葛根、羌活解表升散之品，加川牛膝引药下行，直达病所，配伍薏苡仁、土茯苓利水渗湿。方随证变，故三诊而愈。

〔王静静 整理〕

病案二 张某，男，55岁。

2019年12月7日初诊 患者平素因工作原因时常饮酒吸烟，近2个月以来汗出较多，每于凌晨4时醒后即大量出汗，汗湿衣被。伴有口干口苦，痰多，纳眠尚可，大便黏滞，小便调。舌质淡红、苔黄腻，脉寸关弦滑大、尺沉。

【辨证】湿热内蕴，郁蒸于外。

【治则】清热化湿，疏解少阳。

【方药】小柴胡汤合二陈汤加减。

柴胡15 g　黄芩10 g　半夏10 g　　陈皮10 g　　苍术10 g　　牡丹皮10 g

桔梗10 g　茯苓20 g　鱼腥草15 g　甘草6 g

2剂，水煎服，每日1剂

二诊（12月9日）　服上方1剂即汗出大减，口干口苦症减，痰减少。大便基本正常。舌淡红、苔薄黄，脉寸关弦滑、尺沉。上方加地骨皮10 g，继服7剂。

药后诸症消失，遂停药。

【按】朱丹溪将自汗的病理属性概括为气虚、血虚、湿、阳虚、痰。烟酒性味辛辣，时常摄入辛辣厚味，易导致湿热内盛。湿热郁蒸，津液外泄而致出汗增多。

该患者醒后汗出，当属自汗，但汗出的时间为凌晨4时睡醒之后，属于少阳生发之时，因湿热内盛，邪热郁蒸，随阳气生发的天时而津液外泄，大量汗出，伴有口干口苦，痰多、大便黏滞、舌苔黄腻，均为湿热之象。故用小柴胡汤疏解少阳郁热，以二陈汤化痰湿，加牡丹皮凉肝清热，桔梗、鱼腥草化痰。

二诊加地骨皮，利用其凉血除蒸，清肺降火之功，针对患者肺热而蒸蒸汗出而用。本案未用收敛止汗之品，而取效甚捷，可见，见汗未必止汗，切中病机方为取效的关键。

〔谷秋昱　整理〕

二、盗汗

汗证是指由于阴阳失调，腠理不固，而致汗液外泄失常的病证。其中，不因外界环境因素的影响，寐中汗出，醒来自止者称为盗汗。《黄帝内经》称为"寝汗"。《明医指掌》云："夫盗汗者，睡而出，觉而收，如寇盗然，故以名之。"盗汗之名最早记载于《金匮要略·水气病脉证并治》："又身常暮盗汗出者，此劳气也。"

病案一　刘某，女，54岁。

2010年4月17日初诊　患者近1个月来出现睡后汗出较多，多为清晨5时汗出，醒后汗止。偶有右侧胁肋部胀痛，口苦，纳眠尚可，二便调。舌红、苔白厚腻，脉弦滑。

【辨证】邪郁少阳，逼津外泄。

【治则】疏肝解郁，和解少阳。

【方药】小柴胡汤加减。

> 柴胡12g　半夏10g　黄芩10g　郁金10g　枳壳10g　牡丹皮10g
> 龙骨10g　牡蛎10g　茯苓20g　甘草6g
> 3剂，水煎服，每日1剂

二诊（4月20日）　药后汗出即明显减少，胁痛减。舌淡红、苔薄黄，脉弦滑。上方加夏枯草12g。继服4剂。

药后盗汗停止，诸症消失。

【按】盗汗的病因病机多由烦劳过度，或亡血失精，或病久暗耗阴血，致阴津亏虚，虚热内生，火扰阴津，不能自藏而外泄作汗。《丹溪心法·盗汗》云："盗汗属血虚、阴虚。"《景岳全书·汗证》对汗证进行了系统整理，认为自汗属阳虚，盗汗属阴虚。《医学正传·汗证》也云："盗汗者，寐中而通身如浴，觉来方知，属阴虚，营血之所主也。"从临床实际看，导致盗汗的病机并不仅仅是阴虚，其病机错综复杂，正如《景岳全书·汗证》在明确"盗汗属阴虚"的同时，也强调："自汗盗汗，亦各有阴阳之证，不得谓自汗必阳虚，盗汗必阴虚也。"

《素问·阴阳别论》云："阳加于阴谓之汗。"阴阳平衡，脏腑协调，正气充盛，是汗液能够正常生成与分泌的基础。少阳处表里阴阳之间，其枢转正常则表里阴阳协调，脏腑功能正常；反之则阴阳失调，诸病皆生。本案患者盗汗，伴有右侧胁肋部胀痛，结合舌脉，辨证为邪郁少阳，迫津外泄。成无己《伤寒明理论》云："伤寒盗汗者，非若杂病之虚，是由邪气在半表半里使然也。"邪郁半表半里，邪正交争于表里之间，营卫之处，寐时卫外功能减弱，故可逼津外泄而为盗汗。

小柴胡汤以柴胡疏解少阳在表之邪，黄芩清解少阳在里之郁热，半夏燥湿化痰，和胃降逆。配伍龙牡以收敛固涩，固表以止汗；茯苓健脾利湿，枳壳理气除胀，郁金、牡丹皮行气解郁，活血止痛，甘草调和诸药。诸药合用共奏疏肝解郁，和解少阳之功。少阳枢机得以枢转，阴阳协调，则汗出即止。二诊加得至阳之气而长的夏枯草，入肝、胆经，既可加强清热泻火之力，又可与得至阴之气而生的半夏相配伍，共奏交通脏腑阴阳气机之功，以达阴平阳秘。

〔王静静　整理〕

病案二　常某，女，33岁。

2010年11月4日初诊　患者近1个月来每于夜间入睡后汗出较多，夜间易醒，醒后难以入睡。胃脘痞胀，口苦，纳可，二便调。舌淡红、苔白腻，脉弦细。

【辨证】肝气郁结，痰浊阻滞。

【治则】疏肝解郁，燥湿化痰。

【方药】柴平汤加减。

柴胡 15 g　黄芩 10 g　半夏 10 g　厚朴 10 g　陈皮 10 g　苍术 10 g
党参 10 g　枳实 10 g　茯苓 20 g　龙骨 25 g　炙甘草 6 g
4剂，水煎服，每日1剂

二诊（11月8日）　夜间仍汗出，胃脘痞胀症状减轻，无口苦。餐后时有嗳气，余无不适。舌淡红、苔中根部白腻，脉关弦大、寸尺细弦。上方加浮小麦 15 g。继服 5 剂。

三诊（11月13日）　近来夜间睡眠改善，基本不汗出。偶有腹胀，晨起口苦，左侧胁肋部疼痛，纳可，大便偏稀。舌淡红、苔薄白，脉弦。上方去枳实，苍术，加山药 20 g，香附、白术各 10 g。继服 4 剂。

四诊（11月17日） 腹胀及口苦减轻，胁肋部疼痛缓解，纳眠正常，未再盗汗。舌脉同前。上方继服7剂以善后。

【按】本案患者夜间入睡后汗出较多诊断为盗汗无疑，结合其症状及舌脉，辨证为肝气郁结，痰浊阻滞。肝气郁结，横逆犯脾，则脾胃失和，运化不利。脾主运化水湿，水湿不化，加之肝郁日久化火，肝火煎灼津液为痰，故痰湿内生。痰浊阻络，影响气血津液之正常运行，津液外泄，故为汗。气血津液之运行，有赖于阳气之温煦推动，寐时人体阳气潜藏，则气血津液运行更为缓慢，阻遏更甚，故汗出亦甚。

柴平汤首见于《景岳全书》，为《伤寒论》小柴胡汤与《太平惠民和剂局方》平胃散合方而成，小柴胡汤为经方（古方），平胃散则被称为时方（今方），经方与时方合用，称之为"古今接轨方"。方中以小柴胡汤疏利肝胆，条畅情志；用平胃散化湿和胃，理气和中。方中柴胡疏肝解郁，疏达肝经之气；黄芩清泄肝经郁热；半夏和胃降逆，燥湿化痰；合平胃散中苍术、厚朴、陈皮、炙甘草以燥湿健脾，理气和中，以绝生痰之源；配伍党参、茯苓增强健脾益气，利水渗湿之功；枳实理气化痰，使气顺则痰消；龙骨收敛固涩以止汗，且可重镇安神。

二诊药后脘痞症减，仍汗出，故加浮小麦以固表收敛止汗。三诊汗止，睡眠改善，然胁痛便稀，此为肝脾不调，土虚木乘之证。木郁达之，故加香附以疏肝解郁，疏达肝气，山药、白术培补中焦，健脾止泻。四诊药后诸症显减，逐渐病愈。

〔王静静 整理〕

三、内伤发热

内伤发热是以内伤为病因，由气血阴阳亏虚及脏腑功能失调导致的发热。本病起病缓慢，病程较长，一般以低热多见，但有时亦可为高热，也有患者自觉发热或五心烦热而体温不升高。内伤发热有气虚、血虚、阴虚、阳虚之分，气郁、湿阻、瘀血之别，总体论治均秉承"虚者补之""实者泻之"的思路，临床上亦采取益气补血、滋阴温阳、行气解郁、化湿清热、活血化瘀等相应的治法。

病案一 满某，女，69岁。

2018年8月31日初诊 患者近10日以来出现夜间发热，每于夜间入睡后即体温升高，至夜间12时体温最高达39.5℃左右，伴有汗出较多，汗出后热退。夜间如不入睡，则不发热。口苦，食欲差，乏力，足麻，大便干，小便调。舌嫩红、中有纵行裂纹、苔薄黄腻，脉寸关弦滑大、尺沉。

【辨证】湿热内蕴，枢机不利。

【治法】清热化湿，和解少阳。

【方药】蒿芩清胆汤加减。

青蒿 15 g	黄芩 10 g	枳实 10 g	竹茹 10 g	半夏 10 g	陈皮 10 g
茯苓 20 g	滑石 15 g	青黛 3 g	柴胡 15 g	苍术 10 g	甘草 6 g

7剂，水煎服，每日1剂

二诊（9月7日） 服上方1剂后，夜半体温正常，至服完7剂药，均未再发热。汗止，口不苦，纳欠佳，腿乏力，足麻，时咳，便不干。舌红、中纵裂纹、苔腻，脉寸关弦滑、尺沉。辨证为虚热退而湿热未净，以温胆汤加减：

半夏 10 g	茯苓 20 g	枳实 10 g	竹茹 10 g	陈皮 10 g	苍术 10 g
杏仁 10 g	黄芩 10 g	紫菀 10 g	桔梗 10 g	甘草 6 g	薏苡仁 20 g

14剂，水煎服，每日1剂

药后诸症缓解，2个月后随访，发热未作。

【按】本案患者夜半入睡时发热，热有定时，汗出而解，为少阳枢机不利；口苦，结合舌脉，为湿热郁阻少阳。夜间发热当与阴虚发热相鉴别，阴虚发热当颧红咽干、五心烦热、舌红少苔、脉细数，与本病例症状不符。上半夜为阴中之阴，下半夜为阴中之阳，子时为阴阳交替之时，此时发病与阴阳失调有关。子时发病当属胆经当令，胆经郁热较重，胆热犯胃、湿郁为痰，湿热痰浊内阻，此时一阳生，湿热痰互结，热不得越，阳不得升，正邪交争，继而发热，汗出而解。

蒿芩清胆汤出自《重订通俗伤寒论》，为湿遏热郁，阻于少阳胆与三焦，三焦气机不畅而设的"和解胆经法，俞氏经验方"。方中青蒿清透少阳邪热；黄芩善清胆热，并燥湿。两药合用，既能清透少阳湿热，又能祛邪外出，为君药；竹茹善清胆胃之热，化痰止呕；枳实下气宽中，除痰消痞；半夏燥湿化痰，和胃降逆；陈皮理气化痰。四药配合，使热清湿化痰除，为臣药；茯苓、青黛、滑石、甘草清热利湿，导邪从小便而出，共为佐使药。加柴胡以增疏解少阳郁热之力，加苍术以增燥湿化痰之功。

枢机一转，患者服药 1 剂即体温正常、汗止、口不苦。二诊时纳欠佳，时咳，腿乏力、足麻，结合舌红、中纵裂纹、苔腻，脉寸关弦滑、尺沉，此为湿热中阻，改以温胆汤加减治疗。方中半夏辛温，燥湿化痰，和胃止呕，为君药；臣以竹茹，取其甘而微寒，清热化痰，除烦止呕；半夏与竹茹相伍，一温一凉，化痰和胃，止呕除烦之功备；陈皮辛苦温，理气行滞，燥湿化痰；枳实辛苦微寒，降气导滞，消痰除痞。陈皮与枳实相合，亦为一温一凉，而理气化痰之力增。佐以茯苓，健脾渗湿，以杜生痰之源；以甘草为使，调和诸药。加苍术以燥湿健脾，薏苡仁利水渗湿，使湿热之邪从下焦而去，合茯苓以助中焦脾胃健运，绝生痰之源。杏仁润肺止咳，配合桔梗宣肺祛痰，二药一升一降，则可宣利上焦肺气，气行则湿化；紫菀润肺止咳化痰，黄芩加强清热燥湿之力。药后病愈，未有复发。

〔王静静　整理〕

病案二　刘某，女，42 岁。

2017 年 7 月 26 日初诊　患者近 2 个月来出现午后发热，体温波动在 37.1 ℃~37.5 ℃，伴乏力、畏寒，5 个月前曾行甲状腺全切术，现颈部肿胀，纳、眠尚可，二便调。舌淡，苔前少、根腻，脉寸关弦滑大、尺沉。

【辨证】气虚发热。

【治则】益气健脾，甘温除热。

【处方】补中益气汤加减。

黄芪 30 g	白术 10 g	当归 10 g	陈皮 10 g	升麻 6 g	柴胡 6 g
茯苓 20 g	牡丹皮 10 g	淫羊藿 10 g	白薇 10 g	炙甘草 6 g	

7 剂，水煎服，每日 1 剂

二诊（8月2日）　药后次日体温恢复正常，体力改善，不畏寒。查血红蛋白 96 g/L，舌尖红、苔腻，脉右沉弦、左寸弦滑大、尺弱。上方去白薇，加仙鹤草 20 g，苍术 10 g。7 剂，水煎服，每日 1 剂。

1 个月后随访，患者诸症消除。

【按】补中益气汤由金元时期著名医家李东垣创立，首载于《内外伤辨惑论》，根据《黄帝内经》"损者易之"之旨而制定，该方是李东垣脾胃学说的代表之作，体现了治劳倦内伤之法，也是补中益气法、甘温除热法、益气升阳法的代表方。《脾胃论·饮食劳倦所伤始为热中论》论述了"气虚发热"的机制及补中益气汤治疗本病的意义："若饮食失节，寒温不适，则脾胃乃伤，损耗元气，脾胃气衰，元气不足，而心火独盛。心火者，阴火也，起于下焦，其系于心，心不主令，相火代之，相火包络之火，元气之贼也，火与元气不两立，一胜则一负。脾胃气虚，则下流于肾，阴火得以乘其土位。"本方所治之气虚发热，乃中气既虚，清阳下陷，郁遏不运，阴火上乘所致，故其热有病程较长，或发有休时、手心热甚甚于手背等特点，且必兼见中气不足之证。

本案 5 个月前曾行手术治疗，术后失血，气随血脱，正气耗伤，加之乏力，胃寒，结合舌脉，均为中气不足，阴火内生之象，方用补中益气汤加减。以黄芪甘温补气，炙甘草补脾和中，白术补气健脾，助脾运化，以资气血生化之源；其气既虚，营血易亏，用当归补养营血，且血为气之宅，可使所补之气有所依附；陈皮理气和胃，使诸药补而不滞；升麻、柴胡升阳举陷；茯苓健脾益胃。另加善入血分之白薇，益阴除热；善透阴分伏热之牡丹皮；患者畏寒，故加用淫羊藿补肾壮阳。全方补气与升提并用，使气虚者补之，气陷者升之，气虚发热者甘温益气而除之，元气内充，清阳得升，诸症自愈。

二诊患者体温正常，故去白薇，加用仙鹤草补虚，苍术燥湿健脾，用药后诸症消失。

〔尹俊艳　整理〕

四、癌病

癌病是多种恶性肿瘤的总称，以脏腑组织发生异常增生为其基本特征。临床表现主要为肿块逐渐增大，表面高低不平，质地坚硬，时有疼痛，发热，并常伴有纳差，乏力，日渐消瘦等全身症状。早在甲骨文中就有对"瘤"的记载。《圣济总录》云："瘤之为义，留滞不去也。"对瘤的含义作了精辟解释。"癌"字首见于《卫济宝书》，该书将"癌"作为痈疽五发之一。

病案一 连某，女，47岁。

2018年7月16日初诊 患者既往有乙型病毒性肝炎病史，1年前确诊肝癌，于北京某医院住院行手术治疗，后规律化疗。现偶有心慌，乏力，食欲不佳，眠可，二便调。舌边暗、苔白腻，脉关弦紧。

【辨证】肝脾不调，痰瘀阻滞。

【治则】疏肝健脾，化痰行瘀。

【方药】柴平汤合六君子汤加减。

柴胡 12 g	黄芩 10 g	半夏 10 g	党参 10 g	白术 10 g	苍术 10 g
陈皮 10 g	厚朴 10 g	黄芪 10 g	郁金 10 g	茯苓 20 g	牡丹皮 10 g
甘草 6 g					
7剂，水煎服，每日1剂					

二诊（7月23日） 药后心慌、乏力症减，餐后腹胀满，二便调。舌边暗、苔腻，脉关弦大。上方加枳实、赤芍各10 g。水煎服14剂。

三诊（8月6日） 近来纳增，大便稀。脉寸关弦紧。上方加白扁豆15 g。水煎服14剂。

四诊（8月20日） 药后诸症改善，自觉下腹时痛。舌暗、苔薄腻，脉弦。二诊方加石见穿15 g，乌药10 g。水煎服7剂。

五诊（8月27日） 下腹痛减，乏力，大便干。舌暗、苔腻，脉关弦紧。上方加溪黄草15 g，去乌药。水煎服7剂。

六诊（9月3日） 近来颈僵头沉，腹不痛，乏力，便不干。舌暗、苔薄白，脉关弦滑大。上方加葛根 20 g。水煎服 14 剂。

七诊（9 月 14 日） 上腹满，纳增。舌嫩红、苔腻，脉关弦紧大。上方去溪黄草，加茵陈 15 g。14 剂，水煎服。

八诊（9 月 28 日） 上腹痛时作，体力欠佳，复查肝功能、肿瘤标志物均正常。复查 CT：肝顶部结节较 2018 年 2 月 7 日 CT 显示缩小。舌暗、苔腻，脉寸关弦、尺沉。改以六诊方去溪黄草，加莪术 10 g。14 剂，水煎服。

后患者间断口服中药调理，肝部肿瘤未见增大，临床症状缓解，生活质量未受明显影响。

【按】癌病的发生多因正气内虚，感受邪毒，情志不畅，饮食损伤，宿有旧疾等因素，使脏腑功能失调，气血津液运行失常，产生气滞、血瘀、痰凝、湿浊、热毒等病理变化，蕴结于脏腑组织。临床辨证，首先辨脏腑病位，然后辨病邪性质，标本虚实，最后辨病程阶段，明确预后。

原发性肝癌属中医学癌病范畴，认为肝癌的病因大体可归于情志所伤、肝病久延、饮食不节、外邪侵袭、素体禀赋 5 个方面。肝气郁结为肝癌发生的重要因素，"湿、瘀、毒、虚"是肝癌的基本病机，虽肝癌责之于肝，但常为肝脾肾脏同病。肝癌病机复杂，辨证多为虚实夹杂，临床应根据标本缓急辨证论治，即《伤寒论》所云"观其脉证，知犯何逆，随证治之"。

本案患者诊断为肝癌，手术后行规律化疗后出现诸症。中医认为恶性肿瘤患者临床多表现为虚实夹杂之证。临床治疗颇为棘手。肿瘤作为病理产物可以阻滞人体气血津液之运行，日久则形成痰湿、瘀血。病久则机体正气不足，气血津液耗伤，故表现为虚劳之象。此外，放、化疗更加消耗机体正气，增加虚损之象。肝主疏泄，肝部肿瘤致肝经气血壅滞，肝气不舒，克犯脾土，脾胃失于健运，则表现为食欲欠佳；脾主运化水谷，为气血生化之源，脾虚不运，则气血乏源，机体失养，故表现为乏力。此外肝为罢极之本，筋骨活动为肝所主，肝脏功能正常则机体可耐受疲劳，反之则表现为不耐疲劳，乏力；心慌为气血亏虚，心脉失养之症；舌边暗、苔白腻，脉关弦紧，为痰瘀壅滞之象。

柴平汤方中以小柴胡汤疏利肝胆，条畅情志；用平胃散化湿和胃，理气和中，痰湿去则脾胃自健，情绪舒畅则病无反复。合以六君子汤以益气健脾，燥湿化痰。中焦脾胃健运，则气血化源充足，机体正气自当充盛，正所谓"正气存内，邪不可干"。方中加黄芪以增强健脾益气之力，配伍郁金、牡丹皮以理气活血化瘀。如此则肝脾同调，气血同治，故能药后症减。

二诊待正气恢复，加枳实、赤芍以增强理气化痰、化瘀散结之力。三诊药后食欲改善，但大便稀，此为湿浊蕴脾，脾虚不运之候，故加白扁豆以健脾化湿止泻。茵陈、溪黄草、莪术等清热利湿、活血散结之品，均根据患者病情适当增减，始有肝脏肿瘤缩小。后随症加减调理数月，临床症状缓解，病情稳定，生活质量未受影响，达到了带瘤生存的目的。

〔王静静　整理〕

病案二　于某，男，64 岁。

2017 年 2 月 14 日初诊　患者 1 年前查体时行胃镜检查示胃窦癌，活检病理示腺癌。住院保守治疗。近半年来患者出现反复腹胀，每于下半夜加重，无胃脘痛，纳眠可，二便调。舌嫩暗、苔薄白腻，脉关弦滑大。

【辨证】痰湿中阻证。

【治则】燥湿化痰，理气和中。

【方药】二陈平胃散加减。

半夏 10 g　陈皮 10 g　茯苓 20 g　厚朴 10 g　苍术 10 g　木香 10 g
白术 10 g　白芍 10 g　槟榔 10 g　柴胡 10 g　甘草 6 g
7 剂，水煎服，每日 1 剂

二诊（2 月 22 日）　药后平妥，诸症同前。上方加蒲公英 15 g，莪术 10 g。水煎服 7 剂。

三诊（3 月 1 日）　药后胃胀减轻。舌嫩红、苔腻，脉弦滑大。上方加三棱 10 g。继服 14 剂。

四诊（3 月 15 日）　近来乏力，纳可，眠浅易醒。二便调。舌嫩、苔腻，脉关尺弦大。上方加党参 10 g，生龙骨 30 g，生牡蛎 30 g。继服 14 剂。

五诊（3月29日）　胃胀缓解，气力尚可，纳眠可，无明显不适。舌嫩、苔中根白厚，脉关弦滑大。效不更方，上方继服14剂。

后患者坚持服用中药调理半年余，随访3年，病情稳定，饮食可。

【按】中医学对胃癌症状的描述最早见于《黄帝内经》，《素问·至真要大论》中提到"饮食不下，膈咽不通，食则呕"，这与晚期胃癌食入即吐等典型临床症状相似。《卫生宝鉴》云："凡人脾胃虚弱，或饮食过度，或嗜食生冷，健运失职，致成积聚结块。"《灵枢·九针论》云："四时八风客于经络之中，为瘤病也。"由此可见，本病病因病机与饮食劳倦、六淫邪气、素体正虚、情志内伤等因素密切相关。

现代中医学认为：本病病机是正虚毒结，因七情内伤、六淫外侵、饮食不节、脏腑先天不足等均可造成痰湿瘀滞，且相互搏结，久则化为癌毒，在胃中聚结，引发胃癌。治疗多从痰、瘀、毒、虚论治，其中痰湿之邪是胃癌发病的重要因素。

本案患者反复腹胀，结合舌嫩暗、苔薄白腻，脉关弦滑大，辨证为痰湿中阻证。胃为"水谷气血之海"，主受纳腐熟水谷。胃部生肿瘤，则影响其正常腐熟功能，饮食积滞，日久则影响气机运化。胃为阳土，脾为阴土，脾胃共司水谷及津液之运化，胃病及脾，则脾虚不运，水湿不化，痰湿内生。

二陈平胃散出自《症因脉治》，由半夏、茯苓、陈皮、甘草、苍术、厚朴组成，功专燥湿化痰，理气和中。肝主疏泄，可条畅气机，调节脾之运化，故方中加柴胡以疏肝解郁，疏利肝胆气机。白芍入肝、脾经，可养血敛阴，柔肝止痛。配伍木香、槟榔以行气除胀、健脾消食，白术健脾化湿。诸药合用，共奏燥湿化痰，理气和中之功。

患者正气未虚，故二诊加蒲公英以清热解毒，散结消肿；莪术活血散结，破血消癥。三诊药后胃胀减轻，加三棱以增强活血散结之力。四诊乏力，眠浅，此有正虚之象，故加党参以补中益气，扶助正气以助抗邪；加生龙牡以镇惊安神。药后诸症缓解。

〔王静静　整理〕

五、恶核

恶核指因气机郁结或精气亏虚，温毒内伏，瘀痰凝滞所致，以肢体出现无痛性瘰疬肿块，胁下肿块，或有发热等为主要表现的癌病类疾病。"恶核"病名出自《肘后方》卷五："核生于肉中，形如豆或梅李，推之可动，患处疼痛，发热恶寒。"《外科证治全生集·治法》云"大者，名恶核；小者，名痰核。与石疽初起相同。然其寒凝甚结，毒根最深，却不易溃。"可见于现代医学的淋巴结肿大、肝脾大，常见疾病有恶性淋巴瘤、恶性组织细胞病等。其中，恶性淋巴瘤是一组起源于淋巴结或其他淋巴组织的恶性肿瘤，可分为非霍奇金淋巴瘤（NHL）和霍奇金淋巴瘤（HL）两类。临床以无痛性淋巴结肿大最为典型，肝脾常肿大，晚期有恶病质、发热及贫血。属中医石疽、失荣、恶核、阴疽等范畴。

病　案　贺某，男，46岁。

2013年1月18日初诊　患者于2012年12月初查体发现霍奇金淋巴瘤，在北京某医院确诊并行化疗，后于聊城市人民医院肿瘤科住院行放射治疗。现放疗结束后1个余月，左侧颈前部淋巴结可触及肿大，口黏，纳差，眠差，小便黄，大便黏滞，排便不爽。舌红、苔黄腻，脉左寸弦略大、右尺大。

【辨证】痰瘀互结证。

【治则】化痰散结，解毒祛瘀。

【方药】温胆汤加减。

> 茯苓20 g　半夏10 g　竹茹10 g　陈皮10 g　　苍术10 g　黄芩10 g
> 连翘10 g　栀子10 g　莪术10 g　夏枯草10 g　薏苡仁30 g
> 酸枣仁15 g(炒)
> 6剂，水煎服，每日1剂

二诊（1月24日）　服药后下腹部疼痛不适，仍口干口黏，睡眠差，大便偏稀，舌略红、苔白厚腻，脉左关尺弦大、右弦。上方去连翘，加生龙牡各20 g，远志10 g，白扁豆15 g。水煎服7剂。

三诊（1月31日） 药后平妥，现肠鸣腹痛减轻，大便较前好转。口干口黏较前稍缓解。舌苔白黏腻，脉弦滑。上方去竹茹、栀子，加炒白术、防风各10 g，土茯苓15 g。继服7剂。

后患者一直口服中药调理5年余，复查肿瘤标志物未见明显升高，各项生活指标正常，病情稳定，生活质量满意。

【按】恶性淋巴瘤目前发病呈上升趋势，本案患者属于中医恶核、癌病范畴。恶核多因寒凝痰滞、毒陷阴分，或湿热气结、风热血燥、气滞气郁、脏腑亏损而致瘀血痰毒凝聚而成。早期病理改变以气滞痰凝为主，痰液因气滞运行不畅而凝聚；或由于邪热内结，煎灼津液而成；若情志失调，气机不畅，肝气郁结，肝气犯脾，脾失健运，亦可导致津液停聚为痰；或外感邪毒，正气不能与邪毒抗争，乘机由表入里，灼伤津液，均可导致痰阻经络，气血痰相互胶结，日久渐为肿核。

恶核的病理因素主要集中在"痰、毒、瘀、滞、虚"5个方面。痰瘀互结在恶性淋巴瘤的发病中扮演着重要角色，治疗时须痰瘀同治，病程初期多为阳证，多配伍清热解毒之品。

温胆汤出自《三因极一病证方论》，由半夏、竹茹、枳实、陈皮、甘草、茯苓组成，具有理气化痰，和胃利胆之功效。方中半夏辛温，燥湿化痰，和胃止呕。竹茹清热化痰，除烦止呕。半夏与竹茹相伍，一温一凉，化痰和胃，止呕除烦之功备；陈皮理气行滞，燥湿化痰；枳实辛苦微寒，降气导滞，消痰除痞。陈皮与枳实相合，亦为一温一凉，而理气化痰之力增。佐以茯苓，健脾渗湿，以杜生痰之源。

本案配伍苍术燥湿化痰，薏苡仁健脾渗湿，加黄芩、栀子、连翘以清热解毒，夏枯草散结消肿，莪术破血行气，消积止痛，酸枣仁养血安神。诸药合用，共奏化痰散结，解毒祛瘀之功。二诊服药后下腹部疼痛不适，仍口干口黏，眠差，大便偏稀，结合舌脉，考虑湿浊中阻，脾虚不化，故去清热解毒之连翘，加生龙牡、远志以重镇安神益智，加白扁豆以健脾化湿止泻。三诊药后诸症减，去竹茹、栀子之清热化痰之力，加炒白术、防风以健脾燥湿，祛风止泻，加土茯苓以解毒除湿。

〔王静静 整理〕

六、肥胖

肥胖是由多种原因导致体内膏脂堆积过多，体重异常增加，可伴有头晕乏力、神疲懒言、少动气短等症状的一类病证。《黄帝内经》最早对本病进行了记载。《素问·异法方宜论》云："其民华食而多肥。"《素问·奇病论》云："此人必数食甘美而多肥也。"指出肥胖的发生与饮食有关，由于食物摄入过多或机体代谢的改变而导致体内脂肪积聚过多，造成体重过度增长并引起人体生理、病理改变。现代研究发现，肥胖与高血压、糖尿病、高血脂、痛风、代谢综合征密切相关。

病案 席某，女，28岁。

2008年3月23日初诊 患者2年前顺产后体重骤增，现体型偏胖，平素活动较少，伴有消谷善饥，口中异味，晨起便溏，大便日2~3次，不成形。眠可，小便调。舌红、苔白腻，脉沉弦。

【辨证】胃热滞脾。

【治则】清胃泻火，健脾化湿。

【方药】泻黄散合痛泻要方加减。

> 防风10g 栀子10g 陈皮10g 连翘10g 黄连10g 白芍12g
> 茯苓20g 甘草6g
> 7剂，水煎服，每日1剂

二诊（3月31日） 家属代述，服上方后食欲减，大便每日2次、成形。体重下降1kg左右。舌脉同前。上方继服14剂。

三诊（4月14日） 服药3周以来，腰围减，食量减少，不易饥饿。自觉晨起咽部有痰，大便日行2次，偶不成形。舌红、苔白稍腻，脉沉细弦。上方加柴胡12g，半夏、黄芩各10g，改黄连6g。继服14剂。

四诊（4月28日） 自服药以来体重下降3.0kg，食欲下降，大便基本正常。舌淡红、苔薄白，脉弦细。效不更方，继服14剂。

【按】中医学认为：肥胖多因年老体弱、过食肥甘、缺乏运动、先天禀赋等导致气虚阳衰、痰湿瘀滞形成。本病病机总属阳气虚衰、痰湿偏盛。病位主要在脾与肌肉，与肾虚关系密切，亦与心肺功能失调及肝失疏泄有关，多属本虚标实之证。

本案结合患者症状及舌脉辨证为胃热滞脾证。胃热故消谷善饥，然饮食积滞日久，形成湿浊积滞，循经上犯于口舌则口中异味，舌苔白腻；湿浊化热蕴脾，则脾失健运，精微不化，膏脂瘀积；此外脾失健运，则水湿内停，故便溏。

泻黄散出自《小儿药证直诀》，是治疗脾胃伏火证的常用方，本案取其方意，以黄连、连翘代石膏，栀子、黄连、连翘皆为苦寒清热之品，清泄胃中积热；防风疏散脾经郁热伏火，且能化湿以助止泻，为脾经引经药；白芍酸寒收敛，缓急止泻；陈皮理气化痰，燥湿醒脾；茯苓健脾利湿，增强健运中焦之力；甘草泻火和中，并可调和诸药。诸药合用，共奏清胃泻火，健脾化湿之力。待胃火清，则食欲降。脾运健，则湿邪去，大便正常。故二诊药后症减，体重下降。三诊咽部有痰，结合舌脉，辨证为肝脾不调，痰湿中阻之证，故加柴胡、黄芩、半夏，取小柴胡汤之意，以疏利肝胆，和解少阳，以助脾胃健运，减轻黄连用量，以防过用苦寒败胃伤胃。患者先后服药月余，体重下降明显。

〔王静静　整理〕

柒 肢体经络疾病

一、痹证

痹证是由于风、寒、湿、热等邪气痹阻经络，影响气血运行，导致肢体筋骨、关节、肌肉等处发生疼痛、重着、酸楚、麻木，或关节屈伸不利、僵硬、肿大、变形等症状的一种疾病。轻者病在四肢关节肌肉，重者可内舍于脏。骨痹属于五体痹之一，出自《素问·痹论》，指气血不足，寒湿之邪伤于骨髓的病症。主要症状为骨痛、身重、有麻痹感、四肢沉重难举。正如《素问·长刺节论》云："病在骨，骨重不可举，骨髓酸痛，寒气至，名曰骨痹。"

病案一 岳某，女，60岁。

2008年6月6日初诊 患者右侧髋部疼痛不适近40余年，阴雨天加重。平素右下肢怕冷，夏日仍穿毛裤。曾行右侧髋关节X线片示：右侧股骨头囊肿。平素纳眠可，二便调。舌淡红、苔薄黄而干，脉沉细弦。

【诊断】痹证（骨痹）

【辨证】寒热错杂。

【治则】清热利湿，温阳通脉。

【方药】四妙散合当归四逆汤加减。

苍术 10 g	黄柏 10 g	川牛膝 20 g	薏苡仁 30 g	当归 10 g
通草 10 g	细辛 3 g	白芥子 15 g	制附子 15 g	熟地黄 20 g
威灵仙 15 g	延胡索 10 g			
3剂，水煎服，每日1剂				

二诊（6月8日） 药后平妥，诸症同前。舌稍红、苔黄腻，脉沉细弦、尺弱。今日化验血沉、血常规均未见异常。右侧髋关节X线片示：右侧股骨头2个囊状透亮影，呈椭圆形，髋臼外缘骨质疏松。四妙散合独活寄生汤加减：

黄柏 10 g	苍术 10 g	牛膝 15 g	薏苡仁 30 g	桑寄生 15 g
熟地黄 30 g	独活 10 g	秦艽 10 g	当归 10 g	细辛 3 g
威灵仙 15 g	白术 20 g	山药 20 g		
14剂，水煎服，每日1剂				

嘱患者注意补钙。

三诊（6月22日） 药后髋部疼痛减轻，肢冷明显减轻。舌脉同前。二诊方加白芥子、骨碎补各15 g，改细辛6 g。14剂，水煎服，每日1剂。药后症止。

【按】痹证的发生与体质因素、气候条件、生活环境及饮食等因素密切相关。《素问·痹论》云："风寒湿三气杂至，合而为痹。其风气胜者为行痹，寒气胜者为痛痹，湿气胜者为着痹也。"痹证的辨证需辨邪气之偏盛及证候之虚实；治疗当以祛邪通络为基本原则，根据邪气的偏盛，分别予以祛风、散寒、除湿、清热、化痰、行瘀，兼顾"宣痹通络"。久痹正虚者，应重视扶正，补肝肾、益气血是临床常用之法。

本案患者为老年女性，右侧髋部疼痛多年，阴雨天加重，结合影像学检查：右侧股骨头囊肿，故诊断为痹证之骨痹。肾主骨生髓，病久肝肾亏虚则骨节疼痛。患者右下肢怕冷，夏日仍穿毛裤，结合脉沉细弦，为寒湿之证，然舌淡红、苔薄黄而干，考虑内有郁热，综合舌脉及症状，辨证为寒热错杂之证。四妙散中苍术、薏苡仁燥湿健脾渗湿，黄柏清热燥湿，川牛膝补肝肾、强筋骨、活血通经，兼可引药下行。配伍当归、通草、细辛取当归四逆汤之意以温经活血通络；熟地黄滋补肝肾，填精益髓；白芥子温经散寒，通络止痛；配伍制附子以增强温阳散寒之力。威灵仙祛风湿，通络止痛；延胡索活血祛风止痛，诸药合用，共奏清热利湿，温阳通脉之功。

二诊患者药后症状改善不明显，结合舌脉，考虑本案湿热内蕴为标，而肝肾亏虚为本，本虚而标实，当加强滋补肝肾之力，故改以四妙散合独活寄生汤加减，以增强滋补肝肾之力。加威灵仙以祛风湿，通络止痛；白术、山药健运中州，以使后天水谷精微滋养先天之精。三诊药后痛减，加骨碎补、白芥子以增强补肾壮骨，温阳散寒之力。

〔王静静　整理〕

病案二　杨某，女，42岁。

2015年10月20日初诊　患者手足发凉已有8年余，每于秋冬季节加重。1个月前因天气转凉自觉手足凉加重，伴有手指、足趾疼痛、皮色暗紫，腰痛，舌嫩红、苔薄白，脉弦细。实验室检查：类风湿因子：28 IU/mL，血沉：18 mm/1 h 末。

【诊断】痹证（脉痹）。

【辨证】血虚寒凝，经脉痹阻。

【治则】养血散寒，温通经脉。

【方药】当归四逆汤加减。

当归 10 g	桂枝 10 g	白芍 10 g	川芎 10 g	淫羊藿 10 g	巴戟天 10 g
细辛 3 g	通草 6 g	桑枝 20 g	威灵仙 15 g	炙甘草 6 g	
7 剂，水煎服，每日 1 剂					

二诊（10 月 27 日） 手脚畏凉稍微好转，腰痛减轻，皮色暗，舌嫩、苔薄白，脉弦滑。上方继服 7 剂，水煎服，每日 1 剂。

三诊（11 月 3 日） 手脚温度恢复正常，疼痛基本消失，手掌皮色微暗，腰痛好转，舌脉如前。嘱患者再服上方 7 剂以巩固疗效。

【按】《伤寒论》第 351 条云："手足厥寒，脉微欲绝者，当归四逆汤主之。"当归四逆汤为桂枝类方，由当归、桂枝、白芍、大枣、细辛、通草、炙甘草 7 味药物组成，具有调和营卫、温经散寒、养血通脉的功效，能和厥阴以散寒邪，调营卫而通阳气。金元时期医家成无己《注解伤寒论》云："手足厥寒者，阳气外虚，不温四末；脉细欲绝者，阴血内弱，脉行不利。与当归四逆汤，助阳生阴也。下利，脉大者，虚也，以其强下故也。设脉浮革，固尔肠鸣者，属当归四逆汤主之。"究其基本病机，乃为血虚寒凝，经脉气血痹阻，常用于血虚受寒，手足厥冷，舌淡苔白，脉沉细或脉细欲绝等厥阴伤寒。

当归四逆汤作为张仲景温经通脉的代表方，组方严谨，配伍精当，在现代临床上久用不衰，被广泛应用于临床各科疾病，显示出中医"古方今用"和"异病同治"的传统优势。现代药理学发现，当归四逆汤具有扩张血管、降低血液黏度、抗凝、改善微循环以及镇痛抗炎等作用，各种类型的实验研究也为本方温行血脉提供了佐证。经过长期的临床摸索和实践，当归四逆汤在内科如冠心病、血管神经性头痛、糖尿病周围神经病变，外科如椎间盘突出、类风湿关节炎，妇科如痛经、子宫内膜异位症，皮肤科如荨麻疹、冻疮等治疗中疗效显著，既传承了古方今用的特点，又体现了异病同治，有是证便用是方，一方对一证的优势。

十二经脉阴阳经的交接都在手足末端，所以厥逆的表现都在手足，若营阴亏虚，经脉之血不充盈，所载阳气不足，寒邪乘虚入脉，经脉之中阳气更虚，气不行血，血脉流行不利，则四肢失其温养濡润，便出现手足厥寒。正如《伤寒论》第337条云："厥者，阴阳气不相顺接，便为厥。厥者，手足逆冷者是也。"成无己云："四逆者，四肢逆而不温也。四肢者，诸阳之本。阳气不足，阴寒加之，阳气不相顺接，是致手足不温，而成四逆也。"当归四逆汤组方中含有阴与阳的整体观念，当患者在整个治疗过程中手脚变得温暖，就会达到一种阴阳顺接，阴平阳秘的状态。成无己在《注解伤寒论》中解释方义为：脉者，血之府也。诸血者，皆属心，通脉者，必先补心益血。苦先入心，当归之苦，以注心血；心苦缓，急食酸以收之，芍药之酸，以收心气；肝苦急，急食甘以缓之，大枣、甘草、通草之甘，以缓阴血。清代医家汪昂在《医方集解》中云：此则因风寒中血脉而逆，故以当归细辛血中之气药为君；通脉散逆，必先去血中之邪，故以桂枝散太阳血分之风，细辛散太阳血分之寒，为辅；未有营卫不和而脉能通者，故以芍药、甘草、大枣调和营卫，通草利九窍，通血脉关节，诸药籍之以破阻滞，而厥寒散矣。此论可作为当归四逆汤的经典解读。

随着后世医家对当归四逆汤了解的不断深入，该方治疗的疾病谱越来越大，适用人群也越来越多，所以在辨证应用当归四逆汤时，要鉴别同为四逆之名的其他两种方证，以免用错方药，延误病情。如四逆散证是因外邪传经入里，阳气内郁而不达四末所致，容易受情绪影响温度，其逆冷仅在肢端，不过腕踝，尚可见身热、脉弦等症。而四逆汤之厥逆是因阴寒内盛，阳气衰微无力到达四末而致，故其厥逆严重，冷过肘膝，并伴有全身阳衰阴盛，精神疲乏无力，不爱交谈及脉微欲绝等症；当归四逆汤之手足厥寒是血虚受寒，寒凝经脉，血行不畅所致，因其寒邪在经不在脏，故其肢厥程度较四逆汤为轻，并可兼见肢体疼痛等症。

〔谢　敏　整理〕

二、颤证

颤证是指以头部或肢体摇动颤抖，不能自制为主要临床表现的一种病证。轻者表现为头摇动或手足微颤，重者可见头部振摇，肢体颤动不止，甚则肢节拘急，失于生活自理能力。本病又称为振掉、颤振、震颤。帕金森病属中医"颤证"范畴，对其认识可追溯到《黄帝内经》："诸风掉眩，皆属于肝"，其基本病机为肝风内动，筋脉失养，正如王肯堂在《证治准绳》中所云："颤，摇也；振，动也。筋脉约束不注而莫能任持，风之象也……夫老阴不足，少水不能胜火，发为震颤。"

病案 李某，女，56 岁。

2017 年 10 月 30 日初诊　患者 3 个月前出现头晕，伴有不自主的摇头、肢体颤抖，晨起乏力、脑鸣，声音嘶哑，口干。曾于当地医院就诊，诊断为"帕金森病"，口服西药（具体不详）对症治疗。平素纳眠可，二便调。舌嫩苔薄，脉关弦紧大。既往甲状腺癌术后。

【辨证】肝肾阴虚，肝风内动。

【治则】滋养肝肾，镇肝熄风。

【方药】镇肝熄风汤合半夏白术天麻汤加减。

牛膝 15 g	白芍 20 g	天冬 10 g	龙骨 30 g	牡蛎 30 g
半夏 10 g	白术 10 g	天麻 10 g	柴胡 12 g	牡丹皮 10 g
生地黄 15 g	山茱萸 15 g	甘草 6 g		

7 剂，水煎服，每日 1 剂

二诊（11 月 7 日）　头晕明显减轻，仍肢体颤动、摇头、脑鸣、声嘶、口干，舌嫩裂、苔薄，脉关弦滑大。上方去半夏、白术、天麻，加玄参 10 g。14 剂，水煎服。

三诊（11 月 22 日）　仍肢体颤动、摇头、脑鸣，晨起 5—7 时症状加重，伴语言不清，舌脉同前。上方加生麦芽 15 g，僵蚕 10 g。14 剂，水煎服。

四诊（12 月 5 日）　仍头晕，肢体颤动、脑鸣明显减轻，仍有轻微摇头，已停治疗帕金森病的西药。舌嫩红裂、苔薄，脉寸关弦滑大。上方改柴胡10 g，加砂仁6 g。14 剂，水煎服。

五诊（12 月 19 日）　头晕明显，肢体颤动、脑鸣、声嘶已止，仍有轻微摇头，期间未服用西药。舌脉同前，上方加夏枯草10 g，去砂仁。14 剂，水煎服。

六诊（1 月 2 日）　头晕、肢体颤动、脑鸣已止，语言已清，仍有轻微摇头，舌嫩红苔薄白，脉寸关弦滑大、尺沉。继服上方 14 剂以善后。

【按】颤证发病多因年老体虚、情志过极、饮食不节、劳逸失当等，导致气血阴精亏虚，不能濡养筋脉；或痰浊、瘀血壅阻经脉，气血运行不畅，筋脉失养；或热甚动风，扰动筋脉，而致肢体拘急颤动。本病的病机重点是本虚标实，病位在筋脉，与肝脾肾等脏关系密切。病之关键在于肝风内动，筋脉失养。肝肾阴虚、气血不足为病之本，属虚；风、火、痰、瘀等病理因素多为病之标，属实。本病初期以标实为主，治疗当以清热、化痰、熄风为主；久病或年老体弱者，治疗以滋补肝肾，益气养血，调补阴阳为主，兼以熄风通络。

镇肝熄风汤出自《医学衷中参西录》，为镇肝熄风、滋阴潜阳之要方。方中牛膝归肝肾经，入血分，性善下行，故用以引血下行，并有补益肝肾之效；龙骨、牡蛎、白芍益阴潜阳，镇肝熄风；天冬、生地黄、山茱萸、牡丹皮滋阴清热，合白芍滋水以涵木，滋阴以柔肝；配伍半夏、白术、天麻取半夏白术天麻汤之意，其中半夏燥湿化痰，降逆气；天麻平肝熄风，而止头眩，两者合用，为治风痰之要药；白术健脾祛湿，能治生痰之源。柴胡疏肝解郁，疏利肝胆之气；甘草调和诸药，又可和胃安中，以防金石、介类药物碍胃。诸药合用，共奏滋养肝肾，镇肝熄风之功。

二诊头晕症减，然余症同前，此为风邪去，而肝肾阴虚为甚，故上方去半夏、白术、天麻，加玄参以加强滋阴清热之力。三诊加生麦芽以和中健脾，僵蚕熄风止痉，祛风化痰。药后症减，后患者随症调理月余，诸症止。

〔王静静　整理〕

三、肢厥

肢厥是指手足逆冷的一类病证。《伤寒论》云："凡厥者，阴阳气不相顺接，便为厥；厥者，手足逆冷者是也。"明确提出厥证病机与主要症状。考之古籍，"厥"主要包含以下3个方面的含义：①手足厥冷。《灵枢·癫狂》云："厥逆为病也，足暴清。"②卒然昏倒，不省人事。《素问·调经论》云："血之与气，并走于上，则为大厥，厥者暴死。"③气血逆乱。张景岳《类经》在注释《素问·气厥论》时云："厥者，气逆也，此总结一篇之义，皆由气逆所致。"此处讨论肢厥的医案。

病案一 刘某，女，20岁。

2019年2月18日初诊 患者手足逆冷10多年，四季皆冷，冬季尤甚，而身不畏寒，口不干，大便干。舌质红、苔白腻，脉关弦紧。

【辨证】肝郁湿阻，阳气不达。

【治则】疏肝解郁，化湿理脾。

【方药】四逆散合桂枝汤加减。

> 柴胡12 g　枳实10 g　白芍10 g　桂枝10 g　赤芍10 g　当归10 g
> 苍术10 g　茯苓20 g　甘草6 g
> 14剂，水煎服，每日1剂

二诊（3月4日） 服上方1剂后手足冷稍缓解，目前服完14剂，手足逆冷感完全缓解，大便不干。舌质红、苔薄白腻，脉寸弦、尺沉。效不更方，嘱继服上方7剂以善后。

【按】四逆散是张仲景名方。四逆者，乃手足不温也。其证缘于外邪传经入里，气机为之郁遏，不得疏泄，导致阳气内郁，不能达于四末，而见手足不温。此种"四逆"与阳衰阴盛的四肢厥逆有本质区别。正如李中梓云："此证虽云四逆，必不甚冷，或指头微温，或脉不沉微，乃阴中涵阳之证，唯气不宣通，是为逆冷。"成无己《注解伤寒论·卷六》云："四逆者，四肢不温也。伤寒邪在三阳，则手足必热；传到太阴，手足自温；至少阴则邪热渐深，故四肢逆而不温也；及至厥阴，则手足厥冷，是又甚于逆。四逆散以散传阴之热也。"《黄帝内经》云："热淫于内，佐以甘苦，以酸收之，以苦发之。枳实、甘草之甘苦，以泄里热；芍药之酸，以收阴气；柴胡之苦，以发表热。"

四逆散中柴胡入肝胆经，升发阳气，疏肝解郁，透邪外出，为君药。白芍敛阴养血柔肝为臣，与柴胡合用，以补养肝血，条达肝气，可使柴胡升散而无耗伤阴血之弊。佐以枳实理气解郁，泄热破结，与柴胡为伍，一升一降，加强舒畅气机之功，并奏升清降浊之效；与白芍相配，又能理气和血，使气血调和。使以甘草，调和诸药，益脾和中。综合四药，共奏透邪解郁，疏肝理脾之效，使邪去郁解，气血条畅，清阳得伸，四逆自愈。

桂枝汤中桂枝辛温，辛能散邪，温从阳而扶卫，故为君药。芍药酸寒，酸能敛汗，寒走阴而益营。桂枝君芍药，是于发散中寓敛汗之意；芍药臣桂枝，是于固表中有微汗之道焉。甘草甘平，有安内攘外之能，用以调和中气，即以调和表里，且以调和诸药矣。以桂、芍之相须，借甘草之调和阳表阴里，气卫血营，并行而不悖，是刚柔相济以为和也。

本案患者手足逆冷虽然冬季加重，但身不畏寒，故非阳虚，其肢厥为肝郁湿阻之证，治当疏肝解郁畅气机，化湿理脾和阴阳。以四逆散透邪解郁，疏肝理脾，桂枝汤发汗解表，调和营卫。因患者大便干，舌质红，故去生姜、大枣，加入茯苓、苍术、赤芍、当归，以化湿通脉，取效甚捷。

〔王静静　整理〕

病案二　刘某，男，14岁。

2017 年 8 月 8 日初诊　患者体型偏胖，1 年前开始自觉双下肢发凉，以小腿为著。伴有汗出较多，手心热，口干口苦，纳眠可，二便调。舌红嫩、苔腻，脉寸关滑、尺沉。

【辨证】气郁湿阻化热，寒热错杂。

【治则】疏肝达郁，清热利湿，温通经脉。

【方药】四逆散加味。

> 柴胡12 g　白芍10 g　枳实10 g　牡丹皮10 g　桂枝10 g　茯苓20 g
> 通草5 g　炙甘草6 g
> 7剂，水煎服，每日1剂

二诊（8月16日）　患者手心不热，小腿不凉，舌红、苔白腻，脉关弦滑。上方加苍术、黄芩各10 g，加大清热燥湿之力。

三诊（8月23日）　患者母亲前来取药，惊喜地说：症状完全消失，吃了半个月的中药，也没节食，体重竟下降了2 kg。效不更方，继予上方7剂。

【按】《伤寒论·少阴篇》第318条云："少阴病，四逆，其人或咳，或悸，或小便不利，或腹中痛，或泻利下重者，四逆散主之。"本条文虽然出现在少阴病篇，但不同于阳虚阴盛的四逆汤证，而是肝脾气滞，阳气受遏，气机不畅，升降失常之证。本证四肢逆冷与阴盛阳虚四肢逆冷有本质的不同。此证四逆，乃由于肝气郁结，阳郁于里，不能通达四肢所致，治疗当疏肝理脾，条畅气机。

四逆散全方由柴胡、芍药、枳实、炙甘草四药组成。其中柴胡，味苦，微寒，入肝胆经，其气轻清升散，既疏肝解郁，又透邪升阳，使肝气条达，热外达，为君药。芍药，味苦酸、微寒，可敛肝养血，与柴胡相配，一敛一散。肝脏体阴而用阳，阳郁为热易伤阴，故以芍药敛阴泄热，补血养肝，使肝体得养，为臣药。君臣相配，散敛互用，柔肝体和肝用，气血兼调。枳实，苦辛性凉，行气散结而畅脾滞，合柴胡，肝脾并调，升降互用，以增舒畅气机之力，炙甘草健脾和中，合白芍缓急止痛，兼调和诸药。

患者舌苔白腻，考虑到体内有湿阻滞，加茯苓以渗泄水湿，牡丹皮清透郁热，加桂枝、通草温通经脉以改善下肢凉之症。方证相合，故药后寒热之症俱减。然患者复诊时舌苔白腻，脉弦滑，此为湿热郁阻之象，故加苍术、黄芩增加清热燥湿之力。三诊诸症缓解，患者服药后体重下降数千克，可见气机条畅，气血津液输布正常，则痰湿自化，起到减肥的意外收获。

后该患者介绍朋友来找谷万里开减肥方，观其人舌红，苔黄腻，脉弦，即开方如下：柴胡 12 g，赤芍、枳实、牡丹皮、黄芩各 10 g，茯苓 20 g，甘草 3 g。水煎服 5 剂后竟也瘦了 1.5 kg，可见该方法临床辨证使用，还有减肥之功，各位同仁有机会也不妨一试。

〔庞延苹　整理〕

四、背厥

背厥，俗称背冷，指背部自觉冷凉感而言。本症《伤寒论》称"背恶寒"，《金匮要略》名"背寒冷"，《河间六书·强痛恶寒》称"背怯冷"。背厥可以单独出现，亦可见于其他疾病过程中。《伤寒论》云："凡厥者，阴阳气不相顺接，便为厥。厥者，手足逆冷者是也。"可见厥的含义有二，一为身体冷凉，二为手足逆冷，厥之病机为阴阳之气不相顺接。

病案　张某，女，52 岁。

2018 年 4 月 2 日初诊　患者自 2 年前无明显诱因出现后背发凉，每于夜晚加重，加盖衣被而症状不减。余无明显不适，纳眠尚可，二便调。舌红、苔腻，脉关弦大、尺沉。

【辨证】湿热郁阻阳气。

【治宜】利湿清热通阳。

【方药】自拟羌葛达郁汤加减。

羌活 10 g	葛根 20 g	黄芩 10 g	苍术 10 g	川芎 10 g	茯苓 20 g
薏苡仁 20 g	甘草 6 g				
7 剂，水煎服，每日 1 剂					

二诊（4 月 10 日）　后背凉减轻，咽部有痰滞感，尿频刺痛。舌尖红、苔腻，脉关紧。上方加半夏、厚朴、紫苏梗、瞿麦、栀子各 10 g。7 剂，水煎服。

三诊（4 月 17 日）　尿痛消失，咽仍有痰感。舌红苔腻，脉关尺弦。效不更方，上方14剂，继服。

四诊（5月1日） 以上诸症均消失。脉寸关弦、尺沉。上方去紫苏梗、厚朴，14剂，水煎服。

【按】背凉肢冷或周身彻寒的患者在临床中并不少见，其形成原因不一，有阳虚、阳郁两大类。无论是身体冷凉或手足逆冷，医者在临证时均应审证求因，准确辨证。若将阳郁证当作阳虚，妄投理中汤、四逆汤、参附汤等温补之剂，不但无效，还易助生内热而发生变证。若将阳虚证误当阳郁证治疗，也难免会贻误病情，甚或加重病情。

"湿热致厥"的理论多见于明清时期温病学派医家的阐发。薛生白《湿热病篇（二十九）》即云："湿热证，四五日，忽大汗出，手足冷，脉细如丝或绝，口渴茎痛，而起坐自如，神情语亮，乃汗出过多，卫外之阳暂亡，湿热之邪仍结，一时表里不通，脉故伏，非真阳外脱也，宜五苓散去术，加滑石、酒炒川连、生地、芪皮等味。"阐述了湿热致厥的机制。此外还提到"湿热证，发痉神昏，独足冷，阴缩，下体外受客寒，仍宜从湿热治。阴缩为厥阴之外候，合之足冷，全似虚寒，乃谛观本证，无一大虚，一时营气不达，不但证非虚寒，并非上热下寒之可拟也。仍从湿热治之，又何疑耶？"此条所述亦为湿热之邪困阻气机，使阳气郁闭，营气不达而致足冷、阴缩等虚寒假象，治疗上仍以祛湿热为主。王孟英在《黄帝内经》和《伤寒论》的认识基础上，提出"百病皆由愆滞"的理论，认为多种疾病的成因皆由气机不畅所致，其治病重视条畅气机，对湿热为患阻滞气机而致诸证的诊治独具匠心。提出："热得湿则郁遏而不宣，则愈炽；湿得热则蒸腾而上熏，故愈横；两邪相合，为病最多"，并总结到："湿热内郁，郁甚则少火皆成壮火，而表里上下，充斥肆逆。"（《温热经纬·卷四》）于此说明湿热之邪充斥三焦，三焦气机失调，阳气郁闭不能温煦肌表及四肢，则可出现恶寒、手足冷凉的症状变化，即湿热致厥。

本案以自拟羌葛达郁汤加减。方中葛根解肌透表，专入背部太阳膀胱经络；羌活辛散祛风，苦燥胜湿，且善通痹止痛；黄芩清热燥湿，而有透达之性；配伍川芎活血行气止痛，茯苓、薏苡仁利水渗湿，通达上下，正如叶天士所云："通阳不在温，而在利小便。"苍术燥湿健脾，甘草调和诸药。诸药合用，共奏清热利湿、透达郁热、表里同治之功。

湿热之邪微微透达后，则背凉症状减轻，然湿热胶着难以速去，日久化痰生热，郁阻咽部，则咽部有痰滞感；湿热下注则小便频数刺痛；此时再结合舌脉，则湿热之证明了，故二诊方中加半夏厚朴汤以化痰行气，配伍瞿麦以清热利湿通淋，栀子清热泻火。药后诸症减轻，继续调理月余病止。由此可见，临床不可因背凉即辨证为阳虚之证，给予温阳散寒之品，以免有虚虚实实之患，贻误病情。

〔王静静　整理〕

五、腰痛

腰痛是指腰部感受外邪，或因劳伤、肾虚等引起气血运行失调，脉络拘急，腰府失养所致的以腰部一侧或两侧疼痛为主要症状的一类病证。《素问·脉要精微论》云："腰者，肾之府，转摇不能，肾将惫矣。"指出了肾虚腰痛的特点。现代医学称腰肌劳损。

病案一　孟某，女，47岁。

2018年7月7日初诊　患者腰痛不适1周，以左侧为著，劳累后加重。畏寒，纳眠尚可，二便调。舌嫩红、有裂纹，苔薄腻，脉关弦滑大。

【辨证】肝肾亏虚、筋骨失养证。

【治则】滋补肝肾，温阳止痛。

【方药】独活寄生汤减味。

独活10 g	桑寄生10 g	秦艽10 g	防风10 g	细辛3 g	当归10 g
川芎10 g	熟地黄10 g	白芍10 g	肉桂3 g	茯苓20 g	杜仲10 g
川牛膝15 g	炙甘草6 g				
7剂，水煎服，每日1剂					

二诊（7月14日）　服上方后腰痛大减，畏风寒，舌暗嫩、苔薄白，脉寸弦滑大。上方去川牛膝，加羌活10 g。7剂，水煎服，每日1剂。

103

第一章　内科疾病

三诊（7月21日）　近来腰痛未作。舌嫩红、苔薄，脉寸关弦滑大。初诊方加菟丝子10g。7剂，水煎服，每日1剂。

3个月后随访，腰痛未反复。

【按】腰痛常由年迈体衰、劳逸失调、起居失宜、急性损伤迁延日久、长期单一姿势或持续负重所致。《黄帝内经》云："久视伤血，久卧伤气，久坐伤肉，久立伤骨，久行伤筋，是为五劳所伤。"指出起居失宜，劳逸失序，气血活动失调均可导致腰痛。该病多见于腰椎间盘突出症、腰椎退行性骨关节病、骨质疏松症、腰肌劳损、强直性脊柱炎等，以持续或阵发腰部疼痛、病势缠绵、反复发作为主要特点。

"腰为肾之府"，肾虚则腰失所养，故腰痛；肝为"罢极之本"，肝主筋，肝气衰，筋力减退，活动不便，则易于疲劳，此为血不养筋之故。

独活寄生汤源自《备急千金要方》，是治疗肝肾亏损、气血虚弱、脉络空虚、风寒湿邪外侵、痹阻经络所致腰部疼痛的常用方。方中独活辛苦微温，长于祛除下焦风寒湿邪，蠲痹止痛，为君药；防风、秦艽为祛风要药，周行肌表，所谓"风能胜湿"而能祛风除湿；肉桂能入肝肾血分，温里祛寒，通利血脉；细辛辛温发散，祛寒止痛，为臣药。且独活、细辛均入肾经，能搜伏风，使之外出。熟地黄、牛膝、杜仲、桑寄生补肝益肾，壮骨强筋；当归、白芍、川芎和营养血，所谓"治风先治血，血行风自灭"；茯苓、甘草益气扶脾，所谓"祛邪先扶正，正胜则邪自除"，均为佐药；甘草调和诸药，为使药。本方所对主证虽有本虚征象，但仍以祛风、散寒、除湿药物为君臣主药。腰痛作为本虚标实、虚实间杂之病，临床治疗也应针对病邪用药，所谓邪去则正安。本方配伍以祛风寒湿药为主，辅以补肝肾、养气血之品，邪正兼顾，有祛邪不伤正、扶正不碍邪之义。诸药相伍，使风寒湿邪俱除，气血充足，肝肾强健，则腰痛得以缓解。

二诊腰痛大减，但畏风寒，故方中加入羌活以祛风解表，散寒止痛。三诊腰痛缓解，以初诊方加菟丝子补肝肾，益气血，通经络。药后病愈，未反复。

病案二 王某，男，25 岁。

2018 年 6 月 27 日初诊 患者近半年以来出现腰部酸痛不适，易疲乏，精力不济，纳可，眠差，大便偏稀，小便调。舌暗红、苔腻，脉寸关弦大、尺沉。结婚 1 年以来，未避孕，一直无子嗣。精液检查示：精子活力差。

【辨证】脾肾两虚。

【治则】补肾健脾，温阳止痛。

【方药】自拟桑菟补肾汤加减。

> 桑寄生 10 g 菟丝子 10 g 狗脊 10 g 杜仲 10 g 山药 10 g 川芎 10 g
> 半夏 10 g 川牛膝 15 g 白扁豆 15 g 茯苓 20 g 肉桂 3 g 龙骨 30 g
> 牡蛎 30 g
> 7 剂，水煎服，每日 1 剂，早晚分服

二诊（7 月 4 日） 服上方后腰痛减轻，睡眠改善，大便基本正常。舌红、苔腻，脉关滑。上方去肉桂，加薏苡仁 20 g。继服 7 剂。

三诊（7 月 11 日） 现腰不痛，舌红、苔腻，脉关尺弦紧、寸弱。效不更方，再服 14 剂。

四诊（7 月 24 日） 近来乏力，脉关弦滑大。上方加黄芪 10 g。14 剂。

五诊（8 月 7 日） 药后诸症止，纳眠可，二便调。脉寸关弦滑大。复查精液常规：精子活力较前明显改善。

上方继服半个月余。3 个月后随访，患者述妻子已经怀孕，后生一健康男婴。

【按】患者临床表现为脾肾亏虚之象。腰为肾之府，肾气亏虚，日久腰府失养，故"不荣则痛"；肾为先天之本，藏精，主生殖，肾气亏虚则精力不济，甚则精液活力差，难以受孕；脾主运化，为气血生化之源。脾虚不运，则气血亏虚，机体失养故易疲乏；水湿不运，则痰湿内生，故舌苔腻，大便稀溏。

本案所用桑菟补肾汤是谷万里治疗肾虚腰痛的经验方，以桑寄生、菟丝子、杜仲、狗脊温补肝肾、强筋健骨，为补肾之常用药；配伍川牛膝增强补肝肾之功，又可活血通络，引药下行，直达病所；川芎上达颠

顶，下至血海，旁达四肢，为"血中之气药"，具有活血行气止痛之功；肉桂温肾阳，取"少火生气"之意；茯苓、山药补肾健脾，健运中州，以资后天气血生化之源。诸药合用，共奏补肾健脾，温阳止痛之效。患者舌苔腻，大便稀溏，故加半夏燥湿化痰，白扁豆健脾化湿，又可收止泻之功；眠差，故加龙牡重镇安神。

二诊药后症减，然舌红、苔腻，脉关滑，此为湿热之象，故去辛温之肉桂，加薏苡仁以健脾渗湿。药后诸症缓解，患者随症调理数月余，其肾精恢复活力而成功生育。

〔王静静　整理〕

六、麻木

麻木又称不仁，是以局部或全身肌肤、肢体发麻，甚或全身不知痛痒为临床特征的一类病证。麻者，肌肤发麻，非痛非痒，状如虫爬蚁行之感；木者，肌肤木然，顽痹无知。《诸病源候论·风不仁候》云"其状搔之皮肤如隔衣是也"，因二者常同时并见，故合称麻木。

病案　金某，女，46岁。

2018年5月18日初诊　患者素有贫血史，4日前出现面部麻木如刺，自觉周身乏力，纳眠尚可，二便调。舌嫩红、苔薄腻，脉寸弦大、尺沉。

【辨证】气血两虚，络脉失荣。

【治则】益气养血，荣络止痛。

【方药】当归补血汤合四君子汤加减。

黄芪30 g	当归10 g	党参10 g	白术10 g	川芎10 g	茯苓20 g
仙鹤草30 g	炙甘草6 g				
14剂，水煎服，每日1剂					

二诊（6月1日）　药后面部麻木症状缓解。近来气力可，舌嫩苔腻，脉关弦紧大。上方继服7剂善后。

【按】麻木病位在肌肤，如《金匮要略·中风历节病脉证并治》云：

"邪在于络，肌肤不仁。"人体正气循脉以行，充养肌腠，正气充盛则肌肉满壮，皮肤润泽，形神和谐，感觉运动正常。若邪气阻滞，或气血不足，都可导致经脉瘀滞，或肌肤不荣，人体感觉异常，发生麻木。病机不外虚实两端，虚者责之于气血阴阳亏虚，无力滋养肌肤，不荣则麻木，所谓"皮肤不营，故为不仁"；实者责之于气血阴阳运行不畅，由风、寒、湿等外邪或痰湿、瘀血阻于脉络所为，不通则麻木，诚如张璐所云："麻木因荣卫之行涩，经络凝滞所致。"起病较急、病程较短、新病即重者，多实；起病缓慢、病程较长、久病渐重者，多虚。

结合本案患者素有贫血史及舌脉表现，为气血两虚，络脉失荣，肌肤失养。《景岳全书·非风》云"非风麻木不仁等证，因其血气不至，所以不知痛痒，盖气虚则麻，血虚则木"，气血亏虚则经脉失荣，故出现面部麻木如刺。

当归补血汤出自李东垣的《内外伤辨惑论》，具有补气生血之功。方中重用黄芪，其量五倍于当归，一则补气而专固肌表，即"有形之血不能速生，无形之气所当急固"之理；二则因有形之血生于无形之气，故用黄芪大补脾肺之气，以资化源，使气旺血生。配伍少量当归以养血和营，如此则浮阳秘敛，阳生阴长，气旺血生。

四君子汤出自《太平惠民和剂局方》，功专益气健脾。方中党参健脾益气养胃为君药，臣以白术，健脾燥湿，加强益气助运之力；佐以茯苓健脾渗湿，苓术相配，则健脾祛湿之功益著。甘草调和诸药，且能益气和中，为使药。

本案方中加川芎活血行气，祛风通络，《日华子本草》载川芎可"治一切风，一切气，一切劳损，一切血，补五劳……"仙鹤草补虚羸，治疗脱力劳伤。可加强当归补血汤和四君子汤的益气补血，荣络止痛之功。

〔王静静 整理〕

第二章　外科疾病

一、肠痈

肠痈是发于肠道的痈肿，属于内痈的范畴。肠痈之名始见于《素问·厥论》"发肠痈不可治，惊者死"的记载，《金匮要略·疮痈肠痈浸淫病脉证并治》对肠痈进行了详细的描述，"肠痈之为病，其身甲错，腹皮急，按之濡，如肿状""肠痈者，少腹肿痞，按之即痛，如淋，小便自调，时时发热"，其中腹痛、发热、腹部包块这些症状符合现代医学阑尾炎的临床表现。

病　案　魏某，男，53岁。

2008年8月26日初诊　患者10年前无明显诱因出现右下腹反复疼痛，曾于当地医院诊断为"慢性阑尾炎"。每年均发作，受寒加重。12日前再次复发，右下腹疼痛不适，痛连右侧腹股沟处，伴有腹泻，大便每日行4~5次，不成形，诊断为慢性阑尾炎急性发作，于社区门诊输液治疗。平素纳眠可，二便调。舌质暗红、舌下络脉紫暗、苔薄黄，脉沉弦滑。

【辨证】寒湿瘀阻。

【治则】温阳健脾，清热活血。

【方药】薏苡附子败酱散合六君子汤加减。

制附子8 g(先煎)　薏苡仁30 g　败酱草20 g　半夏10 g　陈皮10 g
白术10 g　茯苓20 g　党参15 g　苍术10 g　黄芩10 g　连翘10 g
香附10 g　肉豆蔻10 g　桃仁10 g　红花10 g　甘草6 g

3剂，水煎服，每日1剂

二诊（8月28日） 服上方2剂后腹痛减轻，肠鸣、腹坠感缓解。大便每日2次，已成形。舌脉同前。上方继服3剂，煎服法同前。药后症止。

【按】肠痈的病因病机，《诸病源候论·痈疽病诸候下》有"寒湿不适，喜怒无度，使邪气与荣卫相干，在于肠内，遇热加之，血气蕴积，结聚成痈。热积不散，血肉腐坏，化而为脓"的记载。《丹溪手镜》云："肠痈乃湿热所为也。"《外科正宗》云："肠痈者，皆湿热瘀流于小肠而成也。"可见，情志所伤、饮食不节、外邪侵袭等导致肠道功能紊乱，转化失利，糟粕积滞，热、瘀、毒互结，壅遏肠道，形成肠痈。急性期多以缓急止痛为主，缓解期则以活血化瘀、软坚散结为要。

本案反复发作右下腹疼痛，病程较长，受寒则加重，此为阳虚寒湿凝滞肠道之证，寒凝则血瘀，故患者痛有定处，以右下腹为主。加之反复输液抗感染，则更加耗伤阳气，加重阳虚寒凝之弊。患者舌暗红，舌下静脉紫暗，此为血脉瘀滞之佐证。阳虚久病则中焦脾胃受损，运化失司，则大便溏泻。

薏苡附子败酱散出自张仲景之《金匮要略》，方中重用薏苡仁，利湿排脓，轻用制附子扶助阳气，以散寒湿，佐以败酱草破瘀排脓。加桃仁、红花增强活血化瘀、消肿止痛之力；稍加黄芩、连翘以清热解毒，消肿散结，以促进发作期痈肿之消散。配伍六君子汤以燥湿化痰，益气健脾，助中焦脾胃健运，则气血运行正常，瘀血易散，痈肿易消。加苍术、肉豆蔻以增强燥湿健脾，温中行气之功；香附疏肝理气，又可活血通经；甘草调和诸药。标本兼顾，故2剂诸症显减，三诊症止。

〔王静静　整理〕

二、肠结（腹茧症）

肠结是指因饮食不节、劳逸失调、情志不畅等使肠道气血瘀结、通降失调所致的以腹痛、呕吐、腹胀、便闭、无排气等为主要临床表现的一类病证。本病可见于现代医学中的腹茧症，以腹腔全部或部分肠道被一层灰白色、致密的纤维结缔组织包裹为主要特征，形似蚕茧。

病案　许某，男，60岁。

2012年1月10日初诊　患者1年前无明显诱因开始出现阵发性腹部疼痛，进食生冷之物即发作，疼痛时腹部可触及包块，症状反复难愈。9个月前因腹痛发作，于南京某医院就诊，完善相关检查后诊断为"腹茧症"，给予相关对症支持治疗后症状渐缓解。后每于饮食不慎即复发，伴有口干，纳差，无恶心呕吐，小便调，大便干、2~3日一行。舌嫩红、舌苔中剥、舌根部苔厚腻。脉关弦紧、尺大、寸弱。

【辨证】肝脾不调，痰湿中阻。

【治则】疏肝健脾，燥湿和中。

【方药】痛泻要方合理中汤加减。

> 白芍12g　白术10g　　防风10g　陈皮10g　党参10g　干姜10g
>
> 川椒5g　　天花粉15g　炙甘草6g
>
> 7剂，水煎服，每日1剂

二诊（1月17日）　药后腹痛发作次数减少，症状较前减轻。胃口改善。小便正常，大便每日一行。舌淡嫩、有裂纹、苔少。左脉尺大已缓、寸仍弱，右脉弦。上方加白芷10g，继服7剂。

三诊（1月24日）　近来腹痛未作。余症缓解。舌淡红、苔薄白，脉弦缓。效不更方，上方继服7剂以善后。

半年后随访，腹痛未反复。

【按】腹茧症是一种临床罕见、病因不明的腹部疾病，常见有腹痛和反复发作肠梗阻表现，有些患者表现为腹部肿块。因全部或部分小肠被一层致密、质韧的灰白色硬厚纤维所包裹，因此又称为特发性硬化性腹膜炎或硬化性腹膜炎等。西医无理想治疗方法，中医治疗可缓解症状，改善生活质量。

痛泻要方由白术、白芍、陈皮、防风4味药组成，具有补脾泻肝的功效，是治疗肝木克土所致腹泻的经典方，但临床运用并非只局限于"痛泻"，根据中医学异病同治的思想，亦可用来治疗肝脾不和所致肠结、便秘等病证。肝气乘脾，脾气受伤，运化水湿功能失职，清浊不分，混杂而下，可导致泄泻；然脾虚运化水谷精微功能失司，致脾胃气虚，中气推动无力，胃浊通降不速，大肠传导失职，糟粕积滞不下，亦可引起便秘。故肝郁脾虚，木旺乘土，升降失常，乃二者病机之关键。治本之法，当疏肝健脾，痛泻要方为其首选，此谓治病必求于本也。

方中白术健脾益气补中，为培土主药；陈皮理气醒脾，取补中有行之意，共奏扶脾益虚之效，脾为生痰之源，脾健则痰消。白芍养血缓急柔肝，为泻肝治本之药；佐防风乃取"风气通于肝"之意，用之疏肝解郁。全方将辛温香燥与苦酸凉润合用，补气行郁与养血益阴并举，动药中佐静药，补虚土而泻旺木，以调补肝脾功能，恢复其升降之序，对消化系统实有双向调节作用，故而泻能止、秘能通。

脾为太阴湿土之脏，喜温燥而恶寒湿，得阳气温煦则运化健旺，故合理中汤加减。理中汤出自《伤寒论》，功专温中祛寒，补气健脾。方中干姜温阳散寒，党参补气健脾，配伍白术健脾燥湿，增强健运中焦脾胃之力，甘草配伍芍药取芍药甘草汤之意以缓急止痛，且可和中补土，调和诸药。

本案方中加川椒以温中止痛，天花粉清热生津，消肿排脓。诸药合用共奏疏肝健脾，燥湿和中之效。二诊诸症减，加白芷以增强祛风燥湿消肿止痛之力。三诊诸症缓解，继服数剂以善后。

〔王静静　整理〕

三、筋瘤

筋瘤是以筋脉色紫、盘曲突起，状如蚯蚓，形成团块，患肢多酸胀、乏力、沉重，踝部及足背部多有水肿为主要表现的浅表静脉病变。《外科正宗》云："筋瘤者，坚而色紫，垒垒青筋，盘曲甚者结若蚯蚓。""筋瘤"首见于《灵枢·刺节真邪》"筋屈不得伸，邪气居其间而不得反发为筋瘤"，阐明了筋瘤的病因病机。筋瘤好发于下肢，相当于现代医学下肢静脉曲张交错所形成的静脉团块。

病 案 黄某，男，70岁。

2018年6月23日初诊　患者既往有下肢静脉曲张病史，半年前开始出现双下肢肿胀，喜暖，青筋垒垒，盘曲成团块，久立或劳累后加重，伴有局部酸胀感，口黏有痰，纳眠可，二便调。舌淡红、苔白腻、舌边有瘀点，脉寸关弦滑大。既往有高血压病史多年。

【辨证】痰湿壅滞，瘀血阻络。

【治则】燥湿化痰，活血通络。

【方药】苓桂术甘汤加减。

> 茯苓20 g　桂枝10 g　白术10 g　赤芍10 g　　当归10 g　泽兰10 g
> 苍术10 g　半夏10 g　桔梗10 g　川牛膝15 g　炙甘草6 g
> 14剂，水煎服，每日1剂

二诊（9月11日）　服上方后下肢肿胀显减。晨起口中黏痰多。舌红、苔腻，脉寸关弦滑大。改为温胆汤加减：

> 半夏10 g　陈皮10 g　　竹茹10 g　茯苓20 g　苍术10 g　黄芩10 g
> 桔梗10 g　夏枯草10 g　甘草6 g
> 14剂，水煎服，每日1剂

三诊（9月25日）　服上方1周后双下肢肿胀消除。青筋缩小，痰少，纳眠可，二便调。舌淡红、苔薄白，脉寸关弦滑大。上方继服7剂以善后。

　　【按】本病多发于长期从事站立负重工作，劳倦伤气，或多次妊娠，气滞血瘀，筋脉纵横，血壅于下，结成筋瘤，如《医宗金鉴》云："人之气血周流不息，稍有壅滞，即作肿矣。"或骤受风寒或涉水淋雨，寒湿侵袭，凝结筋脉，筋挛血瘀，成块成瘤；或因外伤筋脉，瘀血凝滞，阻滞筋脉络道而成。

　　痰湿凝滞筋脉，筋挛血瘀成瘤，故下肢青筋垒垒，盘曲成团块；痰湿郁阻阳气，四末失温，故喜暖；脾阳虚衰，气化不利，水湿下注则肢体肿胀；结合舌脉，辨证为痰湿壅滞，瘀血阻络之证。方以苓桂术甘汤温阳化饮，健脾利湿。苓、术相须，为健脾祛湿之常用组合，为治生痰之源之治本之法；桂枝温经散寒止痛；加当归养血和营，配伍赤芍活血化瘀通脉。张仲景云："病痰饮者，当以温药和之。"故方中加苍术、半夏以增强燥湿化痰之力；泽兰利水渗湿，且具活血通经之功；桔梗祛痰利咽，并可宣降气机，使气顺则痰消；川牛膝活血通脉，且可引药下行，直达病所，炙甘草调和诸药。

二诊药后肢肿症减，然结合舌脉，有痰湿郁久化热之象，故改为温胆汤以理气化痰，加黄芩、夏枯草以清热燥湿，软坚散结；加苍术以燥湿健脾，桔梗宣肺祛痰、利咽。药后诸症缓解，下肢筋瘤缩小，继服数剂以巩固疗效。

〔谷秋昱　整理〕

四、瘰疬

瘰疬是好发于颈项淋巴结的慢性感染性疾病，因其结块成串，累累如贯珠之状，故谓之瘰疬。又有"小者称瘰，大者称疬，连贯如串者为瘰疬"之说。瘰疬之名始见于《灵枢·寒热》："寒热瘰疬，在于颈腋者，皆何气使生？岐伯曰：此皆鼠瘘，寒热之毒气也，留于脉而不去者也。"本病起病缓慢，初起肿块如豆，皮色不变，不觉疼痛，以后逐渐增大，相互融合成串，成脓时皮色转为暗红，溃后脓水清稀，夹杂败絮状物质，形成窦道或瘘管，久不收口。瘰疬好发于颈部、耳后，也有的缠绕颈项，可延及锁骨上窝、胸部和腋下，亦可累及纵隔肺门部和腹股沟淋巴结，属中医外科疮疡类疾病，相当于现代医学的颈部淋巴结结核。

病　案　刘某，女，36岁。

2018年5月12日初诊　患者3个月前生气后出现左锁骨上淋巴结肿大伴疼痛，拒按，无外感史。纳眠尚可，二便调。舌红苔腻，脉关弦滑大。甲状腺彩超示：甲状腺结节。

【辨证】肝气郁结，湿热蕴毒。

【治则】疏肝解郁，清热化湿解毒。

【方药】柴胡清肝饮加减。

> 柴胡 12 g　茯苓 20 g　牡丹皮 10 g　连翘 10 g　半夏 10 g　夏枯草 10 g
> 郁金 10 g　苍术 10 g　甘草 6 g　白花蛇舌草 15 g
> 10 剂，水煎服，每日 1 剂

二诊（6 月 23 日）　服上方后基本不痛，咽部有痰，脉寸关弦滑大。上方去白花蛇舌草，加僵蚕 10 g。继服 14 剂。

三诊（7 月 14 日）　今日复查甲状腺 B 超：甲状腺结节消失。脉关弦滑大。上方继服 14 剂以资巩固。

【按】瘰疬常因气机失调，局部阻滞不通，津液代谢失调，凝聚成痰；或久病痨瘵伤阴，或五志过极，化火伤阴，虚火灼津炼液成痰，停于颈项，形成瘰疬；或情绪不畅，气机郁滞，导致血瘀；或病程日久，元气亏虚，无力运血，瘀血阻滞，亦可形成瘰疬。随着病变发展，常可痰瘀互结。而久病气血亏虚，正气无力托毒外出，亦可致痰湿瘀血久羁，邪毒缠绵，病情加重。陈士铎在《洞天奥旨·瘰疬疮》提出了治瘰疬三法："其一治在肝胆，其二治在脾胃，其三治在心肾。"并倡导从调理脏腑入手，疏肝解郁为先。

柴胡清肝饮出自《痘诊传心录》卷十八，由柴胡、牡丹皮、茯苓、栀子、川芎、白芍、当归、牛蒡子、连翘、甘草组成，专治肝经郁热疮毒之证。如《外科正宗·瘰疬论第十九》云："筋疬者，清其肝、解其郁，柴胡清肝汤之类是也。"本案方中用柴胡疏肝解郁，除少阳相火，以治瘰疬痰核；茯苓、苍术健脾燥湿化痰，切中本证痰湿壅滞之病机；牡丹皮清热凉血，活血散瘀，郁金行气解郁，凉血散瘀，活血止痛，二药均可入血分，以清血中郁热毒邪；连翘、白花蛇舌草清热解毒；半夏、夏枯草清热燥湿，又可消肿散结，其中夏枯草软坚散结之力最盛，如《景岳全书》云夏枯草"善解肝气、养肝血，故能散结开郁，主治瘰疬、散瘿瘤结气等"。配伍甘草以调和诸药。二诊诉服药后局部疼痛缓解，咽部有痰，加僵蚕以祛风化痰。三诊告服药后诸症缓解。

〔谷秋昱　整理〕

第三章　妇科疾病

一、痛经

痛经指妇女正值经期或行经前后，出现周期性小腹疼痛，或痛引腰骶，甚至剧痛昏厥者，亦称"经行腹痛"。本病始见于《诸病源候论》，该书"卷之三十七"云："妇人月水来腹痛者，由劳伤血气，以致体虚，受风冷之气。客于胞络，损冲任之脉……其经血虚，受风冷，故月水将来之际，血气动于风冷，风冷与血气相击，故令痛也。"可见于现代医学的原发性痛经、子宫内膜异位症、子宫腺肌病及盆腔炎引起的继发性痛经。

病　案　张某，女，23 岁。

2008 年 6 月 21 日初诊　患者自 16 岁月经初潮即出现经行腹痛，每于经前 1 周脐腹疼痛，至经行则痛甚。月经周期正常，量、色、质基本正常。两颧部有对称色斑，口干口苦，偶有胃脘痛，纳眠可，时有便秘。舌淡红、苔中根黄稍腻，脉细弦。妇科 B 超检查未见异常。诊断为原发性痛经。

【辨证】肝郁气滞，血瘀湿阻。

【治则】疏肝理气，活血燥湿，行气止痛。

【方药】小柴胡汤、陈平汤合四逆散加减。

> 柴胡 12 g　黄芩 10 g　　半夏 10 g　陈皮 10 g　厚朴 10 g　苍术 10 g
> 当归 10 g　延胡索 10 g　枳实 10 g　白芍 12 g　茯苓 20 g　川牛膝 15 g
> 甘草 6 g　薏苡仁 30 g
> 10 剂，水煎服，每日 1 剂

二诊（7月1日）　药后平妥。面部色斑变淡，口苦减，带下较多、色黄。舌苔转薄，脉细弦。上方加黄柏10 g。继服5剂。

三诊（7月10日）　6日前月经至，经行自行停服草药。此次行前未腹痛，经行第一天小腹隐痛，但较以往明显减轻。血块较多，口干不苦，纳眠可，二便调。舌尖微红、苔根厚腻，脉细弦涩。证属肝郁血瘀湿热为患，方以逍遥散、四物汤合四妙散治之：

柴胡12 g	白芍12 g	当归10 g	白术10 g	苍术10 g	黄柏10 g
川芎10 g	熟地黄15 g	川牛膝15 g	薏苡仁30 g	茯苓20 g	甘草6 g

3剂，水煎服，每日1剂

四诊（7月12日）　目前无不适感，舌淡红、苔薄黄，脉同前。上方改柴胡、白芍各10 g。继服3剂。

后患者间断服用中药调理2个月余，痛经愈。

【按】痛经的发生可总结为气血运行不畅，"不通则痛"；或冲任、胞宫失于濡养，"不荣则痛"。常由肾气亏损、气血虚弱、气滞血瘀、寒凝血瘀、湿热蕴结所致。本病实证居多，虚证较少，"夹虚者多，全实者少"，处方用药应以通调气血为主，兼顾标本虚实。

小柴胡汤出自《伤寒论》，为和解少阳之主方，《伤寒来苏集》云其："少阳机枢之剂，和解表里之总方。"本方取小柴胡汤之柴胡、黄芩、半夏三味药，柴胡清轻升散、疏肝解郁；黄芩清热燥湿；半夏燥湿化痰。

陈平汤即二陈汤与平胃散之合用方，由苍术、厚朴、陈皮、半夏、茯苓、甘草、生姜、大枣组成，适用于脾胃不和，痰湿内阻，不思饮食，胸膈痞闷，脘腹胀满，肢体倦怠，恶心呕吐，嗳气泄泻，舌淡红、苔白腻而厚，脉缓或沉滑等症。谷万里将本方应用于临床治疗痰湿内阻的胃肠疾患，屡用屡验。

四逆散是疏肝解郁理脾的经方，与上述二方合用，再加川牛膝活血祛瘀、引药下行；薏苡仁助陈平汤健脾利湿；枳实性善下达，下气消痞；延胡索活血化瘀，行气止痛。全方共奏疏肝理气、活血燥湿、行气止痛之功。

二诊因带下量多色黄，再加黄柏清湿热。三诊针对肝郁血瘀湿热为患，改以逍遥散、四物汤合四妙散治之，痛经逐渐缓解而愈。

〔焦 存 整理〕

二、月经后期

月经后期指月经周期错后 1 周以上，甚至 3~5 个月一行，经期正常，连续 2 个月经周期以上者。亦称经期错后、经行后期、经迟。其特点是月经周期超过 35 日以上，而在 6 个月以内，经期正常。月经后期如伴经量过少，常可发展为闭经。现代医学的月经稀发，可参照本病辨证治疗。

病 案 张某，女，37 岁。

2018 年 1 月 3 日初诊　患者月经近 3 个月未来潮，小腹胀，乳房胀痛，双足发木，纳眠可，二便调。舌红，有瘀斑，苔白腻，脉关弦滑大。妇科彩超示：左侧卵巢缩小。既往有强直性脊柱炎病史。

【辨证】气滞血瘀，兼有血虚。

【治则】化瘀行滞，养血活血。

【方药】桂枝茯苓丸合当归四逆汤加减。

桂枝 10 g	桃仁 10 g	红花 10 g	茯苓 20 g	当归 10 g	赤芍 10 g
细辛 3 g	通草 6 g	甘草 6 g	川牛膝 15 g	鸡血藤 10 g	益母草 15 g

14 剂，水煎服，每日 1 剂，早晚分服

二诊（1 月 17 日）　服上方后月经来潮，经行 10 日，经量较多，有血块，经行腹胀及乳痛均缓解。舌暗红、苔腻，脉沉、脉关弦滑。上方加淫羊藿 10 g。继服 14 剂。

【按】月经后期的主要发病机制是精血不足或邪气阻滞，血海不能按时满溢。常由肾虚、血虚、血寒、气滞和痰湿所致。本案患者小腹胀，乳房胀痛为气滞之象；双足发木，舌有瘀斑为血虚血瘀之象；苔白腻提示存在湿邪、无化热之象。

桂枝茯苓丸出自《金匮要略》，为治疗瘀血留滞胞宫的常用方。桂

枝辛甘而温，温通血脉，以行瘀滞；桃仁活血祛瘀；茯苓渗湿扶正气；赤芍行血散瘀。当归四逆汤出自《伤寒论》，系张仲景为厥阴病"手足厥寒，脉细欲绝"而设，为养血温经散寒的常用方。本患者双足发木，为血虚血瘀所致，故用此方温通血脉。以当归补血活血；桂枝、细辛散寒温气；通草通行脉道。本方的配伍特点是温阳与散寒并用，养血与通脉兼施，温而不燥，补而不滞。温、补、通三者并用，温中有补，补中兼行，扶正祛邪，标本兼顾。加鸡血藤补血行血，通经活络；益母草活血调经；川牛膝活血补肾，导血下行。

二诊月经来潮，瘀随血下，血瘀减轻，气机运行通畅，故腹胀及乳痛均缓解。脉沉为肾虚之象，故加淫羊藿温补肾元。

〔焦 存 整理〕

三、月经先后无定期

月经先后无定期指月经周期或前或后1~2周，经期正常，连续3个周期以上者。亦称经水先后无定期、经乱。本病始见于《千金要方》，载有"月水或在月前，或在月后"。

病案 李某，女，30岁。

2018月10月22日初诊　患者自15岁月经初潮时即周期不规律，经行或延后1~2个月，或提前至半个月一行。经行伴有腰痛，经量少，色暗红，夹杂血块。平素口干口苦，纳眠可，二便调。现正值经期。舌淡红，舌边有瘀点、苔黄腻，脉沉细稍数。

【辨证】肝郁血瘀，兼有湿热。

【治则】疏肝活血，清热化湿。

【方药】小柴胡汤合桃红四物汤加减。

柴胡12 g	黄芩10 g	半夏10 g	党参15 g	当归10 g	生地黄10 g
赤芍10 g	川芎10 g	桃仁10 g	红花10 g	牡丹皮10 g	川牛膝10 g
苍术10 g	茯苓20 g				

3剂，水煎服，每日1剂

二诊（10月25日） 服上方3剂后腰痛减，经血中夹杂大量血块，目前月经已净，口苦减。舌淡红、瘀点减少，苔薄白，脉细。改以丹栀逍遥散合四物汤加减。

牡丹皮10g　栀子10g　柴胡10g　　当归10g　白芍10g　白术10g
黄芩10g　　茯苓20g　熟地黄15g　川芎10g　蒲黄10g　甘草6g
继服7剂

三诊（11月1日） 药后平妥。舌淡红、苔薄白，脉细弦。上方继服7剂。

后患者坚持服用中药调理2个月余，月经可如期而至。嘱平素口服加味逍遥丸以疏肝理气。

【按】月经先后无定期主要机制是冲任气血不调，血海蓄溢失常。常由肾虚、脾虚、肝郁所致，治疗以调理冲任气血为原则，或疏肝解郁，或调补脾肾，随证治之。本案患者口干口苦为肝郁之象；舌边有瘀点，经行伴有腰痛，经量少、色暗红、夹杂血块，为血瘀之象；苔黄腻、脉稍数为湿热之象。肝郁血瘀，兼有湿热导致10余年月经先后无定期。月经来潮和肝之疏泄有关，故以小柴胡汤疏肝解郁、调理枢机，桃红四物汤活血化瘀，加牡丹皮、川牛膝凉血活血，茯苓、苍术健脾燥湿。

桃红四物汤为四物汤加桃仁、红花而成。四物汤出自《仙授理伤续断秘方》，是补血的常用方，也是调经的基础方，本方系治外伤瘀血作痛，宋代《太平惠民和剂局方》用于妇女诸疾。其配伍特点是以熟地黄、白芍阴柔补血之品（血中血药）与辛香之当归、川芎（血中气药）相配，动静相宜，补血而不滞血，行血而不伤血，温而不燥，滋而不腻，成为补血调血之良方。加用桃仁、红花加强活血效果，使全方更偏重于活血化瘀。

二诊舌苔转为薄白，湿邪已退，故去燥湿之品，改用丹栀逍遥散合四物汤加黄芩、蒲黄，继以疏肝清热解郁、养血调经善后。

〔焦　存　整理〕

四、经行头痛

经行头痛指每值经期或行经前后,出现以头痛为主的病证。《张氏医通·卷十》云:"每遇经行辄头痛,气满,心下怔忡,饮食减少,肌肤不泽,此痰湿为患也,二陈汤加当归、炮姜、肉桂。"本病是伴随月经周期出现以头痛为特征的病证,其疼痛部位有侧头痛、前头痛、后头痛之分,一般以侧头痛多见。多与妇女腹痛、经行腹痛等病兼见。常见于现代医学的经前期综合征。

病案 王芳,女,39岁。

2013年8月2日初诊 患者自两年前开始每于行经前两天出现头痛,以眉棱骨处疼痛为著,严重时伴有呕吐,吐后则舒,经行后头痛缓解。经量可,血块较多,纳眠尚可,二便调。舌体瘦略红、苔薄白,脉弦紧涩、略数。

【辨证】肝郁犯胃,瘀血阻滞。

【治则】疏肝和胃,清热祛瘀。

【方药】芎芷石膏汤合小柴胡汤加减。

石膏30 g	川芎12 g	柴胡12 g	黄芩10 g	半夏10 g
白芷10 g	当归10 g	白芍10 g	赤芍10 g	赭石10 g
山药20 g	生地黄15 g	炙甘草6 g		
4剂,水煎服,每日1剂				

二诊(8月6日) 服药3日即月经来潮,此次经行前未头痛,经量少、色黑,血块较上次月经期减少。舌红、苔薄黄腻,脉左关弦滑大、右弦。上方去山药,加竹茹10 g,改川芎10 g。继服7剂。

三诊(8月14日) 月经已净,现无明显不适,纳可,睡眠质量一般,夜梦多,舌脉同前。上方加龙骨、牡蛎各25 g。继服7剂。

四诊(8月21日) 药后无任何不适,上方继服7剂。

五诊(8月29日) 患者述月经将至,近几日觉头微痛,但较前症状轻微。余无不适。舌尖红、苔薄白,脉左寸关弦大、右弦。此为肝郁较重,方药以逍遥散合四物汤加减:

> 柴胡 12 g　白芍 12 g　川芎 12 g　　当归 10 g　香附 10 g　赤芍 10 g
> 羌活 10 g　白芷 10 g　熟地黄 20 g　细辛 3 g　炙甘草 6 g
> 7 剂，水煎服，每日 1 剂

六诊（9 月 5 日）　9 月 2 日月经至。经前头痛轻微，经行头痛止。经血量可，血块减少。纳可，眠差，二便调。舌淡红、苔薄黄，脉沉。以自拟方半夏龙牡汤加减：

> 半夏 10 g　龙骨 25 g　牡蛎 25 g　茯苓 20 g　枳实 10 g　陈皮 10 g
> 川芎 10 g　石菖蒲 12 g　远志 9 g　炙甘草 6 g
> 7 剂，水煎服，每日 1 剂

七诊（9 月 12 日）　睡眠正常，已无明显不适。舌脉同前。上方继服 14 剂。

后随访经前已无不适。

【按】经行头痛的发病机制：一是气血、阴精不足，清窍失养；一是痰瘀之邪，值经前经期冲气上逆，邪气上扰清窍。常由气血虚弱、阴虚阳亢、瘀血阻滞、痰湿中阻所致。临床以疼痛时间、疼痛性质辨其虚实，根据疼痛部位辨其所属脏腑经络。大抵实者多痛于经前或经期，且多为胀痛或刺痛；虚者多在经后或行经将净时作痛，多呈头晕隐痛。头痛部位，前额属阳明，后头属太阳或肾虚，两侧属少阳，颠顶属厥阴。

本案瘀血内停，经前冲气挟瘀血上逆，阻滞脑络，"不通则痛"，故见头痛；瘀阻冲任，故月经血块多；肝郁犯胃，胃气上逆，故呕吐；眉棱骨属阳明胃经，胃气挟瘀，故眉棱骨痛甚；经行后，瘀随血下，故头痛缓解。舌体瘦略红，脉略数为热象；脉弦紧为肝郁之象，脉涩为瘀血阻滞之象。

芎芷石膏汤出自《医宗金鉴》，由川芎、白芷、石膏、藁本、羌活、菊花组成，本方用其川芎、白芷、石膏三味。重用石膏，味辛微寒，性沉降，归肺、胃经，能清泻胃火，引胃经下行；川芎能活血祛瘀、祛风止痛，善于走散，并兼行气，为"血中之气药"，上行头目，为治头痛之要药；白芷辛温，通窍止痛。三药合用清热祛瘀止痛。

又取小柴胡汤之柴胡、黄芩、半夏，和解少阳之机枢。柴胡和解少阳，疏肝解郁；黄芩配柴胡清散郁热，半夏降逆止呕。再加当归、白芍养血活血止痛；赭石助石膏、半夏降胃气之逆；赤芍、生地黄清热凉血散瘀；山药健脾补肾，并与调和诸药的炙甘草共同缓和药物的寒凉之性。

五诊以逍遥散合四物汤加减疏肝解郁，补肾活血；六诊因睡眠差而治以自拟经验方半夏龙牡汤加减，化痰安神，兼顾活血。

〔焦 存 整理〕

五、崩漏

崩漏指经血非时而下，或阴道突然大量出血，或淋漓下血不断。前者称为崩中，后者称为漏下。经期延长达2周以上者，亦属崩漏范畴，称为经崩或经漏。崩，始见于《黄帝内经》，《素问·阴阳别论》云："阴阳相搏谓之崩。"漏，始见于《金匮要略方论》，该书"卷下"云："妇人有漏下者，有半产后因续下血都不绝者，有妊娠下血者。"一般突然出血，来势急，血量多的叫崩；淋漓下血，来势缓，血量少的叫漏。《济生方·卷六》云："崩漏之病，本乎一证。轻者谓之漏下，甚者谓之崩中。"常见于现代医学的无排卵型功能失调性子宫出血、生殖器炎症、某些生殖器良性肿瘤引起的非经期不规则阴道流血。

病 案 张某，女，26岁。

2013年6月27日初诊 患者1个半月前月经来潮，后月经淋漓不断，量少、色黑，有少量血块。伴烦躁。纳眠可，二便调。舌稍红、边有红点、苔薄白，左脉寸关弦紧大、尺沉，脉右关滑大。妇科检查（-）。

【辨证】肝郁化火证。

【治则】平肝清热，凉血止血。

【方药】加味逍遥散加减。

牡丹皮 10 g	栀子 10 g	当归 10 g	白术 10 g	柴胡 12 g
白芍 12 g	茯苓 20 g	薄荷 6 g	炙甘草 6 g	生地黄 15 g
海螵蛸 15 g	茜草 10 g	三七粉 3 g (冲服)		

7剂，水煎服，每日1剂

以平为期
——名中医谷万里临证百案

二诊（7月3日） 服药4剂出血即止，目前无明显不适。舌稍红、苔薄白，脉关弦大、尺沉。上方去海螵蛸、茜草、三七粉，加郁金10 g。继服7剂。

【按】崩漏病因虚、热、瘀导致冲任不固，临床中常虚多实少，热则是虚热较实热多见，而实热中肝郁血热多见。加味逍遥散是在逍遥散的基础上加牡丹皮、栀子而成，故又名丹栀逍遥散、八味逍遥散。逍遥散出自《太平惠民和剂局方》，为疏肝健脾的代表方，又是妇科调经的常用方。加味逍遥散出自《内科摘要》卷下，主治肝脾血虚，内有郁热证，功能是清肝健脾、养血和营。《医方考》云：“方中柴胡能升，所以达其逆也；芍药能收，所以损其过也；丹、栀能泻，所以伐其实也；木盛则土衰，白术、甘草，扶其所不胜也；肝伤则血病，当归所以养其血也；木实则火燥，茯神所以宁其心也。”

逍遥散加入生地黄名黑逍遥散，治逍遥散证而血虚较甚者，加生地黄治血虚而有内热者，加熟地黄治血虚无热象者。本案加生地黄以加强清热凉血的作用，兼可以养阴生津以补失血导致的血虚。乌贼骨（即海螵蛸）、茜草合用又称“四乌鲗骨一藘茹丸”，为《黄帝内经》十三方之一，出于《素问·腹中论》：“以四乌鲗骨，一藘茹，二物并合之，丸以雀卵，大如小豆，以五丸为后饭，饮以鲍鱼汁，利肠中及伤肝也。”海螵蛸收敛止血，茜草凉血祛瘀止血，三七粉化瘀止血，三药合用，止血而不留瘀。

二诊示药证相应，血止后当溯本澄源，以加味逍遥散加生地黄、郁金，奏疏肝清热、健脾养血之功。

〔焦 存 整理〕

六、带下病

带下病指带下的量明显增多，色、质、气味发生异常，或伴全身、局部症状者，又称下白物、流秽物。本病始见于《素问·骨空论》：“任脉为病……女子带下瘕聚。”带下病以带下增多为主要症状。现代医学妇科疾病如阴道炎、宫颈炎、盆腔炎及生殖器肿瘤均可见带下量多，临证时应行相关检查明确诊断后再按本病辨证论治，以免贻误病情。

病案 衣某，女，57岁。

2018年7月21日初诊　患者近1周带下量多、色黄，有异味，伴有外阴瘙痒不适，舌尖痛，腰部酸痛。平素月经规律，量、色、质基本正常。纳眠可，二便调。舌嫩红、苔腻，脉寸关弦滑大、尺沉。

【辨证】湿热下注。

【治则】清热解毒，健脾利湿。

【方药】二妙散加味。

> 黄柏10 g　牡丹皮10 g　苍术10 g　薏苡仁20 g　茯苓20 g　土茯苓20 g
> 甘草6 g　　地肤子15 g
> 7剂，水煎服，每日1剂，早晚分服

二诊（7月28日）　药后带下减少，阴痒减轻。舌已不痛，但腰酸痛。舌薄腻，脉寸弦大、尺沉。上方加杜仲10 g。继服14剂。

三诊（8月14日）　腰不痛，带下量少、稍黄。舌嫩红、苔薄，脉寸关弦大、尺沉。上方继服14剂。

四诊（8月28日）　诸症缓解。舌淡红、苔白稍腻，脉寸关弦、尺沉。上方继服14剂以善后。

【按】带下病的主要病因是"湿"邪，如《傅青主女科·女科上卷》云："夫带下俱是湿邪。"湿浊可以从阳化热而成湿热，也可以从阴化寒而成寒湿。结合本患者的带下色黄、异味及舌象、脉象，证属湿热下注。二妙散为治疗湿热下注之基础方。方中黄柏为君，取其苦为燥湿，寒以清热，其性沉降，长于清下焦湿热。臣以苍术，辛散苦燥，长于健脾燥湿。二药相伍，清热燥湿，标本兼顾，作用神妙，故名"二妙散"。加茯苓、薏苡仁健脾渗湿降浊，土茯苓清热解毒除湿，地肤子清热利湿止痒，牡丹皮清热祛瘀。诸药合用共奏清热解毒，健脾利湿之功。

二诊示药证相应，诸症减轻，但仍腰痛，故加杜仲补肾强筋骨。脾肾功能失常是带下病发病的内在条件。故清热除湿治标的同时，应用健脾补肾之品以治本。效不更方，谨遵病机，守方病除。

〔焦　存　整理〕

七、妊娠恶阻

妊娠恶阻指妊娠早期出现严重的恶心呕吐，头晕厌食，甚则食入即吐者，又称为妊娠呕吐、子病、阻病等。本病始见于《金匮要略·妇人妊娠病脉证并治第二十》："妇人得平脉，阴脉小弱，其人渴，不能食，无寒热，名妊娠，桂枝汤主之。"本病是妊娠早期常见的病证之一。

病 案　渠某，女，32 岁。

2018 年 5 月 2 日初诊　患者现怀孕 12 周，近 10 日妊娠反应严重，纳呆，恶心呕吐，时头痛头晕。舌暗红、苔腻，脉关弦滑大。

【辨证】痰浊内阻，胃气上逆。

【治则】疏肝和胃，化痰除湿，降逆止呕。

【方药】小柴胡汤合旋覆代赭汤、平胃散加减。

旋覆花 10 g(包煎)　　赭石 20 g　柴胡 12 g　黄芩 10 g　厚朴 10 g
陈皮 10 g　苍术 10 g　竹茹 10 g　生姜 10 g　茯苓 20 g　甘草 6 g
7 剂，水煎服，每日 1 剂

二诊（5 月 8 日）　服药后食欲增加，呕吐症状减轻。舌红、苔腻，脉关弦滑大。上方加枳壳 10 g。继服 7 剂。

【按】本病的主要发病机制是冲气上逆，胃失和降。常由胃虚、肝热和痰滞所致。治疗大法以调气和中、降逆止呕为主。妊娠期阴血下注冲任以养胎，出现阴血聚于下，阳气浮于上，甚至气机逆乱、阳气偏亢，导致恶心呕吐、头痛头晕。气机升降失调，易形成气滞湿郁、痰湿内停，可导致纳呆。

患者纳呆、恶心呕吐，是《伤寒论》小柴胡汤证的主要证候，故选用小柴胡汤为底方，选主药柴胡与黄芩，达和解少阳、清散郁热之用。若加姜半夏降逆止呕，效果更优，但考虑患者妊娠特殊时期，个别患者对妊娠用药禁忌心怀顾虑，未加半夏。临证时可根据实际情况选择是否应用。

旋覆代赭汤出自《伤寒论》，是治疗胃虚痰阻气逆证之常用方。旋覆花性温而能下气消痰，降逆止呕。赭石质重而沉降，善镇冲逆。生姜辛、微温，归肺、脾、胃经，一可和胃降逆以增止呕之效，二可宣散水气以助祛痰之力，三可制约赭石的寒凉之性，使其镇降气逆而不伐胃。

平胃散出自《简要济众方》，有燥湿运脾、行气和胃之功，是治疗湿滞脾胃证的基础方。方中苍术辛香苦温，入中焦能燥湿健脾，使湿去则脾运有权，脾健则湿邪得化。湿邪阻滞气机，且气化则湿亦化，故方中配伍厚朴、陈皮行气除满，且芳化苦燥可化湿；甘草调和诸药，且能益气健脾和中。

三方合用，再加茯苓健脾渗湿，竹茹清热化痰止呕，共奏疏肝和胃，化痰除湿，降逆止呕之功。二诊示药证相应，原方加枳壳加强理气行滞的作用。

〔焦 存 整理〕

八、妇人腹痛

妇人腹痛指妇女不在行经、妊娠及产后期间发生小腹或少腹疼痛，甚则痛连腰骶者，又称为妇人腹中痛。本病始见于《金匮要略方论》。可见于现代医学的盆腔炎及盆腔淤血综合征等。

病 案 王某，女，36 岁。

2017 年 7 月 12 日初诊 患者近 2 个月出现下腹部隐痛不适，曾于当地医院行妇科彩超示：盆腔积液。平素月经周期规律，经期 3~5 日，量可，无血块及痛经。纳眠可，二便调。舌暗、苔薄腻，脉关弦滑大。

【辨证】湿瘀互结证。

【治则】利湿祛瘀，行气活血。

【方药】苓桂术甘汤合乌药汤加减。

> 茯苓 20 g　桂枝 10 g　　白术 10 g　　乌药 10 g　香附 10 g　当归 10 g
>
> 杜仲 10 g　车前子 10 g　益母草 15 g　炙甘草 6 g
>
> 14 剂，水煎服，每日 1 剂，早晚食前温服

二诊（7 月 26 日）　腹痛未作，余无明显不适。复查妇科彩超示：未见明显异常。后继续调理半月余，未再复发。

【按】本病的主要机制为冲任虚衰，胞脉失养，"不荣则痛"；冲任阻滞，胞脉失畅，"不通则痛"。常由肾阳虚衰、血虚失荣、气滞血瘀、湿热蕴结和寒湿凝滞所致。临床以慢性疼痛多见，多虚中夹实，治疗原则以通调冲任气血为主。

本案取苓桂术甘汤温阳化水，利湿降浊之意。重用茯苓，味甘淡而性平，甘以益脾培土，淡以利水渗湿，补而不峻，利而不猛，治其生湿之源；水湿阴霾之邪，又赖阳光以煦，桂枝辛甘而温，辛甘以助阳，甘温以化气，最善散阴霾之邪；桂枝得茯苓不发表而专于化气行水，茯苓得桂枝通阳除湿。二者相使配对，具有较强的利水除湿的作用。白术甘辛益脾，苦温而又燥湿，功能偏健脾燥湿；茯苓甘以扶脾，淡以利湿，功善渗湿而益脾。二药合用，一燥一渗，运利结合，使水湿除而脾气健、益脾气而又运湿。甘草一可补中以制水邪，一可调和诸药。

乌药汤来源于《兰室秘藏》卷中，由乌药、香附、当归、木香、炙甘草组成，具有行气调经止痛之功效，主治瘀血挟逆气内阻，经前及经行腹痛，方中乌药理气行滞，为君药；香附疏肝理气，木香行脾胃滞气，为臣药；当归养血活血调经，为佐药；甘草调和诸药，为使药。全方达行气调经止痛之效。临床可用于治疗月经不调、痛经、经前期综合征、慢性盆腔炎、慢性肝炎、乳腺增生、慢性胃炎等，临证可灵活加减，如兼血瘀者，可合失笑散；兼寒凝者，加小茴香、吴茱萸；兼寒湿者，加

薏苡仁、桂枝；兼血虚者，合四物汤，去地黄，加鸡血藤；兼肾虚者加续断、牛膝；气郁化火，见经血量多色红，心烦闷者加栀子、牡丹皮；胁痛甚者加郁金、柴胡；小腹剧痛者加延胡索。

本案加车前子，助茯苓利湿之力，使邪有出路；加益母草、牡丹皮养血活血祛瘀；杜仲补肝肾以利水。虚实兼顾，腹痛与盆腔积液均消失。

〔焦 存 整理〕

九、经断前后诸证

经断前后诸证指妇女在绝经前后，出现烘然而热，面赤汗出，烦躁易怒，失眠健忘，精神倦怠，头晕目眩，耳鸣心悸，腰背酸痛，手足心热，或伴有月经紊乱等与绝经有关的症状，又称为绝经前后诸证。本病证候常参差出现，发作次数和时间无规律性，病程长短不一，短者数月，长者可迁延数年以至于十数年不等。可见于现代医学围绝经期综合征，或双侧卵巢切除或放射治疗后双侧卵巢功能衰竭出现围绝经期综合征表现者。

病 案 张某，女，53 岁。

2017 年 8 月 23 日初诊 患者半年前出现月经不规律，周身潮热，随即汗出，每日发作 3~4 次，伴有心烦躁扰，胁肋疼痛，月经先后无定期，时有阴道不规则出血，曾口服雌激素及中成药（具体不详）治疗，效果不显。食欲欠佳，睡眠一般，二便调。舌质暗、苔腻，脉弦紧。

【辨证】邪郁少阳，湿热郁结。

【治则】和解少阳，清热燥湿。

【方药】小柴胡汤、二陈汤合桂枝汤加减。

柴胡 12 g	黄芩 10 g	半夏 10 g	陈皮 10 g	桂枝 10 g	白芍 10 g
苍术 10 g	香附 10 g	牡丹皮 10 g	淫羊藿 10 g	茯苓 20 g	炙甘草 6 g
7 剂，水煎服，每日 1 剂					

二诊（9月6日） 服药后潮热汗出症减，阴道不规则出血止，胁痛未作。近来时感腰痛，舌红、苔腻，脉弦紧。上方加杜仲10 g。继服14剂。

【按】 本病的发生与绝经前后的生理特点有密切关系。妇女于七七四十九岁前后，肾气由盛渐衰，天癸由少渐至衰竭，冲任二脉也随之而衰，在此生理转折时期，受内外环境的影响，如素体阴阳有所偏衰，素性抑郁，素有痼疾，或家庭、社会等环境改变，易导致阴阳失调而发病。"肾为先天之本"，又"五脏相移，穷必及肾"，故肾阴阳失调，每易波及其他脏腑，而其他脏腑病变，久则必累及于肾，故本病之本在肾，常累及心、肝、脾等多脏、多经，致使本病证候复杂。

小柴胡汤出自《伤寒论》，为和解少阳的代表方剂。方中柴胡为少阳之专药，清轻升散以透达少阳半表半里之邪；黄芩苦寒可清泄少阳半里之郁热，又能清泄胆火。针对胆火上犯，胆热犯胃，与柴胡相配，一散一清，清透并用，外解半表之邪，内清半里之热，共同疏解少阳之邪，为和解少阳的代表药对。

二陈汤出自《太平惠民和剂局方》，为燥湿化痰的基础方。半夏辛温性燥，善燥湿化痰。陈皮既可理气行滞，又能燥湿化痰。二药相辅相成，增强燥湿化痰之力，并能体现治痰先理气，气顺则痰消之意。佐以茯苓健脾渗湿，渗湿以助化痰之效，健脾以杜生痰之源。另茯苓有健脾宁心之功。甘草为佐使，健脾和中，调和诸药。

桂枝汤出自《伤寒论》，是张仲景的名方之一，主治外感风寒表虚证，为治疗太阳中风证的代表方剂。全方以解肌发表散邪、调和营卫为主，而汗出是营卫不和的主要表现，因此汗证也是桂枝汤的主治病证之一。

本案方中加苍术加强健脾燥湿之力；香附理气解郁，调经止痛；牡丹皮治血中伏火，除烦热；淫羊藿补肝肾。二诊示药证相应，诸症减，又时感腰痛，故加杜仲补肾强筋骨。

〔焦 存 整理〕

十、癥瘕

癥瘕指妇女下腹有结块，或胀，或满，或痛者。瘕始见于《内经》，《素问·骨空论》云："任脉为病……女子带下瘕聚。"癥始见于《金匮要略方论》，该书"卷下"云："妇人宿有癥病，经断未及三月，而得漏下不止，胎动在脐上者，为癥痼害。"癥与瘕，其病变性质不同。癥，坚硬成块，固定不移，推揉不散，痛有定处，病属血分；瘕，痞满无形，时聚时散，推揉转动，痛无定处，病属气分。就其临床所见，初时常因气聚为瘕，日久则渐致血瘀成癥，故难把癥瘕截然分开，每以癥瘕并称。根据病理改变不同，古人又有肠覃、石瘕、血癥等名称。可见于现代医学的女性生殖系统肿瘤、盆腔炎性包块、卵巢子宫内膜异位囊肿等引起的盆腔肿块。

以平为期——名中医谷万里临证百案

病案一 杜某，女，30岁。

2018年7月14日初诊 患者右侧少腹部疼痛1个月，因备孕二胎，于当地医院行输卵管造影示：右侧输卵管积水伴有粘连。平素月经周期规律，经期5~6日，经量少。伴有多汗，畏寒。舌红、苔腻，脉关弦紧。

【辨证】湿瘀互结。

【治则】化瘀散结，理气止痛。

【方药】桂枝茯苓丸合当归芍药散加减。

> 茯苓20g 桂枝10g 白芍10g 桃仁10g 红花10g 牡丹皮10g
> 乌药10g 香附10g 当归10g 赤芍10g 炙甘草6g
> 14剂，水煎服，每日1剂，早晚分服

二诊（7月28日） 药后少腹疼痛明显减轻，余症同前，舌红、苔腻，脉关弦滑大。上方加川牛膝15g。继服7剂。

三诊（8月4日） 无明显不适，纳眠可，二便调。舌嫩红，脉寸关弦滑。上方加益母草15g，泽兰10g，去白芍。继服14剂。

四诊（8月18日） 复查输卵管造影示：输卵管已通，仍有积水。现无明显不适。上方继服14剂。

患者前后服用中药调理2个月余，复查输卵管造影示：两侧输卵管通畅，无积水及粘连。

【按】本病多因脏腑不和，气机阻滞，瘀血内停，气聚为瘕，血结为癥。常由气滞、血瘀、痰湿和热毒所致。辨证要点是按包块的性质、大小、部位、病程的长短以及兼证和月经情况辨其在气在血，属痰湿还是热毒。治疗大法以活血化瘀，软坚散结为主，佐以行气化痰，兼调寒热。但又必须根据患者体质强弱，病之久暂，酌用攻补，或先攻后补，或攻补兼施等法，随证施治。并需遵循"衰其大半而止"的原则，不可一味地猛攻、峻伐，以免损伤元气。

《金匮要略·妇人妊娠病脉证并治》云："妇人宿有癥病，经断未及三月，而得漏下不止，胎动在脐上者，为癥痼害。妊娠六月动者，前三月经水利时，胎也。下血者，后断三月衃也。所以下血不止者，其癥不去故也，当下其癥，桂枝茯苓丸主之。"桂枝茯苓丸主治妇人素有瘕块，致妊娠胎动不安或漏下不止之证。现代多用于瘀血留滞胞宫导致的各种妇科疾病。徐彬《金匮要略论注》对其组方配伍论述甚详：桂枝、芍药一阴一阳，茯苓、牡丹皮一气一血，调其寒温，扶其正气。桃仁破恶血，消瘕癖，且瘕之初，必因寒，桂枝化气而消其本寒；瘕之成，必夹湿热，茯苓渗湿气，牡丹皮清血热；芍药敛阴养血，则养正即所以去邪。此方去瘕之力不独桃仁。瘕者，阴气也，遇阳则消，故以桂枝扶阳，而桃仁愈有力矣。

当归芍药散亦出于《金匮要略·妇人杂病脉证并治》："妇人腹中诸疾痛，当归芍药散主之。"由当归、芍药、茯苓、泽泻、川芎、白术组成。本方取其当归、芍药、茯苓三味，当归活血养血，白芍益血缓急而止痛，茯苓健脾渗湿。加乌药气中和血，香附血中行气，二药合用善行气止痛；赤芍、红花加强活血化瘀之力。

病案二 邵某，女，66岁。

2016年11月24日初诊 患者4个月前无明显诱因出现小腹部疼痛不适，未予重视。后自觉症状逐渐加重，在省某医院妇科诊断为"宫颈癌"，已无手术机会，行放射治疗、化学治疗后，体质差。1周前出现小腹部疼痛加重，伴有口干多饮，头部隐痛，眼睛胀痛，纳眠尚可，二便调。平素带下较多，色白、无异味。舌质暗红、苔腻，脉关弦滑大、寸尺沉。既往月经规律，有吸烟史40余年。

【辨证】湿热瘀结，兼有阴虚。

【治则】清热解毒散结，养阴理气止痛。

【方药】沙参麦冬汤加味。

> 沙参10 g　　麦冬10 g　　天花粉10 g　　生地黄10 g　　地榆10 g
>
> 白芍10 g　　乌药10 g　　莪术10 g　　　龙葵10 g　　　白花蛇舌草20 g
>
> 土茯苓20 g　蒲公英15 g　甘草6 g
>
> 7剂，水煎服，每日1剂

二诊（11月30日）　家属代述，药后平妥。现带下减少，但仍小腹疼痛不适。舌脉同前。上方改白芍15 g。继服14剂。

三诊（12月11日）　小腹疼痛较前减轻，头痛未作，眼睛胀痛缓解，乏力减轻，纳差，偶有头晕、耳鸣，眠可，二便调。舌暗红、舌根苔腻，脉寸弦、尺沉。复查妇科彩超示宫颈肿物较前变小。上方去沙参、麦冬、龙葵、蒲公英，加黄芪20 g，三棱、黄精、山茱萸、仙鹤草、夏枯草、浙贝母各10 g。继服14剂。

四诊（12月23日）　腹痛即止。近来右侧肩痛，活动后偶有头晕不适，体力较差，食欲欠佳，睡眠可。大便偏稀，每日2~3次，舌暗红、苔腻，脉寸关弦滑大。上方去乌药，加山药、姜黄、白扁豆各10 g。继服14剂。

五诊（2017年1月6日）　家属代述，近来小腹疼痛未作，肩痛缓解。偶有头晕不适，体力改善，纳眠可，大便基本正常。舌脉同前。效不更方，上方继服14剂。

后患者一直坚持服用中药调理，无不适症状，复查子宫颈肿瘤未增大。随访至2020年1月，患者病情稳定，腹部CT检查肿瘤未见增大，肿瘤标志物和各项生化指标均正常，日常生活和家务劳动未受影响。

【按】本案患者口干多饮为放疗伤阴所致，舌质暗红、苔腻为湿热表现，小腹部疼痛为血瘀之征。可见阴虚、湿热、血瘀同在，属于虚实错杂之证。治疗当虚实兼顾，先改善患者的临床症状，增强体质，顾护其本，"先留人，再治病"，在此基础上方可针对肿瘤占位、转移，加大攻伐药物的应用。

沙参麦冬汤出自《温病条辨》，主治肺胃阴伤证。取其沙参、麦冬、天花粉三味，清养肺胃、生津润燥，治疗放疗、化疗引起的阴伤，且天花粉还能清热泻火而解毒。生地黄、地榆、白芍养血凉血散瘀，白花蛇舌草、土茯苓、蒲公英清热解毒，莪术破血祛瘀行气，乌药理气止痛，龙葵清热解毒、活血消肿，甘草调和诸药。

患者服药后症状明显缓解，体质改善，增加了战胜疾病的信心，利于配合治疗，坚持长期服药，达到了稳定病情，控制发展的效果，因此能长期带瘤生存，恢复正常生活。

〔焦 存 整理〕

十一、子宫脱垂

子宫脱垂指子宫从正常位置向下移位，甚至完全脱出于阴道口外，又称阴下脱、阴挺、阴菌等。始见于《针灸甲乙经》，该书"妇人杂病"篇云："妇人阴挺出，四肢淫泺，身㿋，照海主之。"本病常发生于体力劳动妇女，以产时损伤、产后操劳过早者多见，常伴阴道前壁和后壁膨出。

病案 孙某，女，48岁。

2017年11月10日初诊 患者近3年来出现阵发性下腹部疼痛不适，曾于当地医院行妇科彩超示：子宫脱垂。平素凌晨5时易汗出，纳眠可，咳时遗尿，大便正常。舌红、苔腻，脉弦紧。

【辨证】气虚下陷，肝郁气滞。

【治则】补气升提，疏肝理气。

【方药】补中益气汤、逍遥散合桂枝汤加减。

黄芪30g	升麻6g	柴胡12g	白芍12g	桂枝10g	当归10g
乌药10g	香附10g	半夏10g	苍术10g	茯苓20g	炙甘草6g
7剂，水煎服，每日1剂，早晚分服					

复诊（11月17日） 药后诸症消失。继服7剂以善后。

【按】子宫脱垂的主要机制是冲任不固，带脉失约，提摄无力，常由气虚和肾虚所致。该患者子宫脱垂、咳时遗尿，均为气虚下陷所致，故治疗应宗《黄帝内经》"虚者补之，陷者举之"的原则，以益气升提，补肾固脱为主。

补中益气汤出自《内外伤辨惑论》，是李东垣精研脾胃学说的代表之作，功能补中益气、升阳举陷，主治脾胃气虚证、气虚发热证和气虚下陷证。本方主治证候虽然多样，但均由脾胃气虚、清阳不升、固摄无力所致。李东垣云："内伤脾胃，乃伤其气；外感风寒，乃伤其形。伤其外为有余，有余者泻之；伤其内为不足，不足者补之。"于是遵《黄帝内经》"劳者温之""损者益之"之旨，以"辛甘温之剂，补其中而升其阳"，立补中益气、升阳举陷之法。方中之黄芪、升麻、柴胡、当归，重用性味甘温之黄芪，入脾、肺经，既可补中益气，健脾胃，又能补肺固表，实腠理，为君药。升麻、柴胡升阳举陷，协助君药升提下陷之中气。《本草纲目》云："升麻引阳明清气上升，柴胡引少阳清气上行……脾胃引经最要药也。"血为气之母，气虚时久，营血亦亏，故用当归养血和营，协黄芪以补气养血。

患者脉弦紧为肝郁气滞，故取逍遥散之柴胡、当归、白芍、茯苓疏肝理气，健脾养血。加桂枝，合白芍、甘草为桂枝汤意，取其调和营卫之功，与柴胡、半夏协同，针对其凌晨5时易汗出之症。下腹部疼痛，故加乌药、香附行气止痛。舌苔腻为肝郁化生湿热，故加苍术燥湿。本案虚实错杂，故治疗当虚实兼顾。

〔焦 存 整理〕

第四章 儿科疾病

一、感冒

感冒是感受风邪或时行疫毒，引起肺卫功能失调，出现鼻塞、流涕、喷嚏、头痛、恶寒、发热、全身不适、脉浮等为主要临床表现的一种外感病证，尤以小儿易染。感冒全年均可发病，但以冬、春季节为多，具有一定传染性。病情较轻者称"伤风"，病情较重且在一个时期内引起广泛流行、临床表现相类似的，称为"时行感冒"。一般认为现代医学中的上呼吸道感染属于本病范畴，流行性感冒与时行感冒近似。

病案一 王某，女，6岁。

2016年11月9日初诊 患儿半天前于体育课活动汗出后脱衣，受风寒后出现发热，体温最高38 ℃，自述怕冷，头痛，周身疼痛，精神倦怠，无汗，纳差，眠可，二便调。舌淡红、苔薄白，脉浮紧。

【辨证】风寒束表。

【治则】发汗解表。

【方药】麻黄汤。

麻黄6g 桂枝6g 炒杏仁6g 炙甘草3g
2剂，水煎服，每日1剂

嘱服药后覆被取微汗，避风避寒，忌生冷油腻辛辣食物。2日后家长来告知患儿服上方1剂后体温即降至正常，目前症状消失。

【按】感冒的基本病机是卫表不和与肺失宣肃。风性轻扬，多犯上焦，故《素问·太阳阳明论》云："伤于风者，上先受之。"外感六淫之邪侵犯人体多从口鼻而入，肺处胸中，位于上焦，主呼吸，气道为出入升降的通路，喉为其系，开窍于鼻，外合皮毛，职司卫外，故感邪之后肺卫首当其冲。

《伤寒论》第35条云："太阳病，头痛、发热、身疼、腰痛、骨节疼痛、恶风、无汗而喘者，麻黄汤主之。"麻黄味苦辛性温，为肺经专药，能发越人体阳气，有发汗解表、宣肺平喘的作用，所以是方中的君药，并用来作为方名。由于营涩卫郁，但单用麻黄发汗，为解卫气之郁，所以又用温经散寒、透营达卫的桂枝为臣，加强发汗解表而散风寒，除身疼。麻黄、桂枝上行而散，故再配降肺气、散风寒的杏仁为佐药，同麻黄一宣一降，升降气机而增强解表之功。炙甘草既能调和宣降之麻、杏，又能缓和麻、桂相合的峻烈之性，使汗出不致过猛而伤耗正气，是使药而兼佐药之意。麻黄得桂枝，一发卫分之郁，一透营分之邪，所以柯琴评麻黄汤曰："此为开表逐邪发汗之峻剂也。"麻黄汤药味虽少，但发汗力强，不可过服，否则，汗出过多必伤人正气。

本案患儿感风寒之邪，风寒外束肌表，出现典型的外感风寒表实证，故以麻黄汤原方发汗解表，于未入里化热之前，祛风寒之邪由表而解，使肺气宣，毛窍开，营卫通畅，汗出而在表之风寒得解，故效如桴鼓。

病案二 李某，男，4岁。

2015年11月25日初诊　患儿4日前外出受风寒后出现发热，体温最高40℃，伴有恶寒，咳嗽，流涕，喷嚏，咽痛，精神萎顿。3日前于社区门诊输液治疗，效果不佳，仍持续高热。纳眠尚可，二便调。舌红、苔薄白，脉略浮大。血常规示：白细胞偏低，中性粒细胞比例低，淋巴细胞比例升高。

【辨证】外感风寒，入里化热。

【治则】清热解表，清肺止咳。

【处方】白虎汤加减。

| 石膏15g | 知母6g | 金银花6g | 牛蒡子6g | 桔梗6g | 杏仁6g |
| 桑白皮6g | 鱼腥草9g | 紫菀6g | 甘草3g | 山药10g | |

3剂，水煎服，每日1剂

3 日后复诊，患儿高热已退，症状消失，精神佳。

【按】感冒的病因主要是小儿腠理疏松、肌肤薄脆，脏腑娇嫩、稚阴稚阳，同时又外感六淫之邪。小儿感冒的证型以风热型、寒热夹杂型及表里同病型多见，而单纯的风寒型较少见。治疗上多采用寒温并用法、滋阴清热法、培土生金法以及健脾益气、消积导滞法。根据临床经验，结合六经辨证、三焦辨证、卫气营血辨证，疗效显著。

《伤寒论》太阳病篇第 176 条云："伤寒，脉浮滑，此为表有热，里有寒，白虎汤主之。"成无己在《伤寒明理药方论》中解释白虎汤云："白虎西方金神也，应秋而归肺，热甚于内者，以寒下之；热甚于外者，以凉解之。其有中外俱热，内不得泄，外不得发者，非此汤则不能解之也。夏热秋凉，暑之气，得秋而止。秋之令日处暑，是汤以白虎名之，谓能止热也。"

白虎汤原为阳明经证的主方，后为治疗气分热盛的代表方。本证是由伤寒化热内传阳明经所致。里热炽盛，故壮热不恶寒；胃热津伤，故烦渴引饮；里热蒸腾、逼津外泄，则汗出；脉洪大有力为热盛于经所致。气分热盛，但未致阳明腑实，故不宜攻下；热盛津伤，又不能苦寒直折。方中石膏辛甘大寒，入肺、胃二经，功善清解，透热出表，以除阳明气分之热，故为君药；知母苦寒质润，一助石膏清肺胃热，一滋阴润燥。佐以粳米、炙甘草益胃生津。

此例患儿初为感受风寒之邪，由于儿童纯阴纯阳之体，表寒入里化热，方以白虎汤加减化裁，以石膏、知母清解气分之热，金银花、牛蒡子清热解毒利咽，桔梗、杏仁、桑白皮、鱼腥草、紫菀止咳化痰。该患儿平素易感冒，究其原因为小儿易虚易实的体质，小儿脾常不足，形气未充，抵抗力尚弱，故平日易感冒的病机实为脾气虚弱所致，故加山药健脾益气，并代替白虎汤原方之粳米。

感冒是小儿最常见的呼吸系统疾病，其侵犯部位主要为上呼吸道，包括鼻部、鼻咽部和咽部，发生急性鼻炎、急性扁桃体炎、急性咽炎，儿童由于免疫系统尚较脆弱，易并发细菌感染，因而会继发肺炎、心肌炎等疾病。相当多的家长在孩子感冒初期刚出现发热、咳嗽、流鼻涕时，就首选"打吊瓶",认为只有这样孩子才少受罪,好得快。殊不知静脉滴注,这种世界卫生组织推荐的最后一种给药方式,已经演变成为不治病反而致命的"隐形杀手"。谷万里治疗小儿感冒的类似医案很多,多为1~3剂退热,可见,中医药治疗感冒具有很好的疗效,治疗感冒,应当首选中医,既显效快,又经济实惠。

〔谢 敏 整理〕

二、肺炎喘嗽

肺炎喘嗽是小儿肺部疾患中常见的一种病证,以发热、咳嗽、痰壅、气急、鼻煽为主要症状,严重者涕泪俱闭、张口抬肩、摇身撷肚、面色苍白发绀。本病全年都可发生,尤以冬春二季多见。本病好发于婴幼儿,一般起病较急,若能及时治疗,预后良好。常见于现代医学的支气管肺炎、间质性肺炎、大叶性肺炎等。

病案 徐某,男,11岁。

2013年2月12日初诊 患儿20日前外感后出现发热,体温最高38.3℃,以午后体温升高为主。时有恶寒,伴有咳嗽咳痰、胸闷等症,诊为肺部感染,于儿科住院治疗,给予万古霉素及红霉素抗感染治疗,效果不佳。体温降后复升,右肺有大量胸腔积液,已行胸腔穿刺抽液约1 000 mL。为求中西医联合治疗,特来中医门诊就诊。症见发热,微恶寒,咳嗽、咳黄色黏痰,纳眠一般,二便正常。舌红赤、苔黄腻,脉关弦滑大、右寸略浮。

【辨证】痰热闭肺,内生水饮。

【治则】清热宣肺,涤痰化饮。

【方药】苍术白虎汤合二陈汤加减。

> 生石膏40 g 知母10 g 苍术10 g 半夏10 g 陈皮10 g 牡丹皮10 g
> 栀子10 g 黄芩10 g 桔梗10 g 茯苓20 g 金麦15 g 炙甘草6 g
> 4剂,水煎服,每日1剂

二诊(2月16日) 近2日体温37.2℃,未再恶寒,咳嗽、咳痰较前减轻，舌略红、苔薄黄稍腻，脉弦滑。复查胸部 CT 示：右侧胸腔积液约 200 mL。上方加葶苈子 10 g，大枣 3 枚。继服 3 剂。

三诊（2 月 19 日）　近 2 日未再发热。咳嗽、咳痰、胸闷较前缓解，右上腹时有疼痛，纳差，眠可，二便调。舌红、苔中根稍腻，脉右关、左关尺均弦大。上方去知母，加枳实 10 g，改生石膏 30 g。继服 5 剂。

【按】小儿乃稚阴稚阳之体，肺脾不足，卫表不固，易感受六淫外邪，痰饮内生，以致肺炎喘嗽。又因小儿纯阳之体，阳火易动，易发生肺气不降、痰热相结之患。故治疗以宣肺定喘、清热化痰为主，痰多者先涤痰，肺热者宜清肺，喘甚者应平喘，恢复期注意补气养阴、培土生金，以防伤阳耗阴，顾护小儿娇脏。

苍术白虎汤即白虎汤加苍术，具有治湿化热之效。二陈汤主治痰饮为患。初诊方中石膏辛寒、知母苦寒以清热降肺；苍术燥湿健脾；半夏、陈皮、茯苓佐苍术以涤痰化饮；金荞麦是谷万里治疗小儿痰热蕴肺的常用药，既能清肺排脓，又可健脾；桔梗以宣肺祛痰；栀子、黄芩佐石膏、知母清降肺热；因痰、毒、瘀常常互结为患，瘀阻肺络，故于全方中合牡丹皮以凉血清热、活血通络。二诊合用葶苈大枣泻肺汤，葶苈破水泻肺，大枣护脾通津，乃泻肺而不伤脾之法；三诊因肺热已解，痰饮已化，故去知母之滋腻，减石膏之大寒，加用枳实以宽胸利气止痛。

〔刘贯龙　整理〕

三、肝风（抽动秽语综合征）

抽动秽语综合征又称为抽动症，是一种以运动语言和抽搐为主要特点的综合征或行为障碍。以眼、面部、四肢、躯干部肌肉不自主抽动或伴有喉咙异常发音，及污秽语言为主要表现，是儿童较常见的心理行为疾病。抽动秽语综合征是儿科常见病，多见于 15 岁以下儿童。约半数患儿同时有一种或多种行为障碍，如多动症、学习困难、强迫障碍、睡眠障碍、情绪障碍、自伤行为、品行障碍、暴怒发作等，其中共患多动症最常见，其次是强迫障碍。流行病学研究资料表明，抽动秽语综合征的患病率为 1%~4%，并有明显增多的趋势。

抽动秽语综合征开始的症状大多数为简单性、不随意性的运动抽动，或为单纯发声抽动。常见的头面部抽动表现为眨眼、挤眉、翻眼、咬唇、吸鼻、噘嘴、张口、伸舌、点头、摇头、伸脖、扭颈、耸肩、甩手、踢腿或四肢抽动等，少数单纯发声抽动表现为反复咳嗽、清嗓子、发出哼声，或不断口出秽语，性格多急躁、任性和易怒，症状可在数周或数月内波动及转移部位，常在情绪紧张或焦虑时症状更明显，入睡后症状消失。体格检查包括神经系统检查，通常无异常发现。其病因与先天禀赋不足、产伤、窒息、感受外邪、疾病影响、情志失调等因素有关。中医一般将本病归属于肝风、慢惊风、瘛疭、虚烦、妄动等范畴。

病案一 杨某，男，8 岁。

2014 年 11 月 3 日初诊 患儿半年前开始出现反复不自主摇头，伴上肢抽动，双目上视。曾诊断为小儿抽动秽语综合征，口服中药治疗（具体不详），效果可，停药后复发。昨日再次出现不自主摇头，眨眼，上肢抽动，努嘴张口，磨牙，喉中有痰，时发怪声，伴有腹肌不自主抽动，性情急躁，上课时注意力不集中，精神不振，纳少，入睡困难，二便调。舌质嫩红、苔白腻，脉弦细。

【辨证】脾虚肝亢。

【治则】缓肝理脾，熄风止痉。

【方药】六君子汤合安神定志丸加减。

党参 15 g	茯苓 20 g	白术 10 g	半夏 10 g	陈皮 10 g
远志 10 g	石菖蒲 10 g	鸡内金 10 g	生龙骨 25 g	生牡蛎 25 g
钩藤 15 g	僵蚕 8 g	防风 8 g	白芍 12 g	甘草 4 g
7 剂，水煎服，每日 1 剂				

二诊（11 月 10 日） 药后摇头及眨眼频率明显减少，上肢未再抽动，偶有磨牙，纳眠可，二便调。舌嫩红、苔薄白，脉寸弦滑大。效不更方，遂上方继服 14 剂，后随访诸症消失。

以平为期——名中医谷万里临证百案

【按】小儿生理特点是"肝常有余""阳常有余，阴常不足""脾弱胃强"。抽动秽语综合征患儿诱因多与情志有关，小儿对外界刺激反应强烈，情绪波动较大，易产生惊恐、愤怒等情绪。《素问·至真要大论》病机十九条中论述了"诸风掉眩，皆属于肝"，"掉"即颤振之谓。《医学纲目·颤振》释云："振，动也。"肝藏血，肾藏精，肝肾同源。恐伤肾，肾精不能滋养肝木，阴虚风动。怒伤肝，肝失条达，肝风内动。"脾常不足"，肝木乘土，脾失健运，则生痰湿，发展为肝经郁热，木火刑金等，皆由五志过极，风痰内蕴而引起，与心脾肾关系密切。故《小儿药证直诀·肝有风》云："凡病或新或久，皆引肝风，风动而止于头目，目属肝，风入于目，上下左右如风吹，不轻不重，儿不能任，故目连劄也。"指出本病病机责之于肝风，病位主要在肝。

谷万里认为：本病辨证重在辨虚实，病之标在于风、火、痰、湿，病之本在于肝、脾、肾三脏不足。临床往往风、火、痰、湿并存，虚实夹杂。治疗当以平肝熄风为基本法则，痰盛者化痰熄风，火盛者清热泻火，脾虚者健脾益气，阴虚者滋阴潜阳。

本案中患儿精神不振，不自主摇头伴有肢体抽动，腹肌抽动，喉响秽语，纳少，脉弦细等为脾虚肝亢、肝木乘脾之证。脾主四肢肌肉，主意主思，开窍于口，故脾虚肝亢则努嘴张口，四肢抽动；脾虚肝旺，木亢生风则挤眉眨眼，腹肌抽动；脾虚痰滞，气道不利，故有痰鸣怪声；意舍不藏则神志不宁，注意力不集中；脾胃虚弱则乏力，精神不振，纳呆。六君子汤中党参、茯苓、白术健脾助运；半夏、陈皮燥湿化痰。配伍安神定志丸中远志、石菖蒲入心开窍，除痰定惊；茯苓、党参健脾益气，协助主药宁心除痰。加钩藤、僵蚕、防风熄风止痉；生龙牡镇惊安神；鸡内金健脾胃助运化；白芍以柔肝缓急，甘草调和诸药。诸药合用，肝脾同治，抑木扶土，肝气调达，脾胃健运，病愈可期。

本病来渐去缓，且易反复，临床往往需要较长时间的药物治疗，患儿和家长都要树立信心，坚持治疗，养成良好的生活习惯是治疗本病的关键。患儿平素食用辛辣、肥甘厚味，易生痰生热，而脾气虚弱不能运化水湿，痰湿凝聚或内动肝风，风痰胶着，阻塞经络，则抽搐。因此，一定教育患儿改变饮食习惯和饮食结构，以清淡蔬菜为主。

〔范海燕　整理〕

病案二　刘某，男，12 岁。

2016 年 7 月 23 日初诊　患儿 1 个多月前无明显诱因出现不自主摇头，烦躁易怒，注意力不集中，伴头晕、盗汗，大便稀溏。舌质红、苔薄白腻，脉寸关弦滑大。诊断为抽动秽语综合征，每晚服阿立哌唑片 5 mg，效果不明显。

【辨证】肝肾阴虚，火旺动风。

【治则】滋补肝肾，清热熄风。

【方药】六味地黄汤合牵正散加减。

生地黄 10 g	牡丹皮 10 g	山药 20 g	山茱萸 15 g	全蝎 3 g(冲服)
僵蚕 10 g	生龙骨 30 g	石膏 30 g	生牡蛎 30 g	五味子 10 g
白芍 15 g	甘草 6 g			
7 剂，水煎服，每日 1 剂				

二诊（7 月 30 日）　摇头次数有所减少，仍盗汗、头晕，大便不稀，右眼睑出现睑腺炎。舌暗红、苔白腻，脉同前。上方去山茱萸、五味子，加蒲公英 15 g，连翘 10 g。7 剂，水煎服，每日 1 剂。

三诊（8 月 6 日）　睑腺炎消失，摇头次数减少，仍盗汗、头晕，大便不稀。舌暗红、苔白腻，脉同前。初诊方加连翘 10 g。7 剂，水煎服，每日 1 剂。

四诊（8 月 13 日）　已经停服阿立哌唑 4 日，摇头有反复，仍盗汗、头晕，大便偏稀，舌红、苔薄白腻，脉同前。初诊方加重楼 10 g。7 剂，水煎服，每日 1 剂。

五诊（8 月 20 日）　停服阿立哌唑，摇头减轻，未盗汗，仍头晕，大便偏稀，时腹痛。舌淡红、苔薄白腻，脉同前。上方加乌药 10 g。7 剂，水煎服，每日 1 剂。

六诊（8 月 27 日）　未再服用阿立哌唑，摇头、盗汗症状消失，仍头晕，大便偏稀，脐周疼痛。舌脉同前。上方去石膏、重楼，加白术 10 g。7 剂，水煎服，每日1剂。

七诊（9月3日） 摇头、盗汗未再发作，时有头晕，脐周痛减轻，大便不稀。舌暗红、苔白腻。上方加天麻10 g。7剂，水煎服，每日1剂。

八诊（9月10日） 已停服阿立哌唑1个月，摇头未反复，时头晕，其他诸症消失。舌淡红、苔薄黄腻。上方14剂，水煎服，每日1剂。

九诊（2017年8月18日） 近一年未再服用阿立哌唑，未摇头，情绪稳定，注意力集中，2日前出现头痛、两侧疼痛明显，头晕，大便正常。舌淡红、苔薄白腻，脉寸关弦滑大、尺沉。初诊方加柴胡、川芎各10 g。7剂，水煎服，每日1剂。

十诊（8月25日） 症状消失，情绪稳定，舌淡红、苔薄白舌根腻，脉寸关弦滑大。上方继服7剂，水煎服，每日1剂。

【按】小儿抽动秽语综合征的症状多种多样，以抽动为主，而且易于反复。究其病因，应责之于风痰作祟，病变部位主要在肝脾，此即为"百病皆由痰作祟"。根据患儿临床表现，谷万里认为本病属于中医学风证、痰证的范畴，祛风化痰为其治疗大法。临床常分4型：

（1）肝郁化火，肝风内动：患儿除眨眼、摇头或肢体抽动外，常伴情绪不稳定，烦躁易怒，舌质红，脉弦。治宜清肝泻火，熄风止痉。

（2）肝肾阴虚，虚风内动：常见自幼体弱多病，形体消瘦，多动不安，常以眨眼频繁、摇头为主，伴唇舌红赤，双眼干涩，盗汗，手足心烦热。治宜滋补肝肾，养血熄风。

（3）肝气不舒，痰浊阻络：患儿一般较胖，喜食肥甘厚味，不好动，性情郁闷易怒，同时并见部分运动肌抽动，如手指末端不自主抽动，眨眼，口角抽动等。治宜疏肝理气，化痰开窍。

（4）心脾两虚，风痰闭窍：除各种抽动症状外，多伴注意力不集中，记忆力差，喉中痰鸣发声，或有秽语，精神倦怠，面色无华，眠差多梦，饮食欠佳，出汗多，舌淡苔白，脉无力或沉细等。治宜补益心脾，祛风化痰。

治疗小儿多发性抽动秽语综合征应立足于审证求因、辨证论治，拟方选药紧扣病机。由于本病主要为脾虚肝亢，风动痰扰所致，故临床上以脾虚痰聚、脾虚肝亢证最为多见，其次为气郁化火、阴虚风动，甚则出现心肝火旺，且合并肺热。在病情的不同阶段，又各有偏重，但均表现为肝风内动。风木旺必克脾胃，故当先实其土，后泻其木，健脾平肝为治疗本病的关键。因此首重健脾化痰，平肝熄风，在此基础上注重化痰通络药物的应用，以使脾气得健，痰湿自化，肝木条达，抽动得以平复。在治疗过程中根据"土虚木亢"治疗各有侧重，辨证论治过程中细审肝实和脾虚之轻重。

抽动秽语综合征虽可按上述分型辨证论治，但具体到每个患儿，往往虚实兼杂，并且在病程的不同阶段又往往各有侧重。本案选方用药重用白芍，其味苦酸、性凉，入肝、脾经，养血柔肝；生地黄味甘、苦，性寒，入心、肝、肺经，滋补肝肾；牡丹皮清热凉血；石膏清上焦心肺之火，重镇安神；僵蚕、全蝎熄风止痉；龙骨、牡蛎重镇安神；山茱萸补益肝肾；因患儿大便偏稀，伴脾虚之证，故加山药健脾固肾，甘草和中缓急，调和诸药。以上诸药，相互配伍，平肝、熄风、柔筋并用，达到制动、止痉的作用。

本病的产生与精神心理障碍有密切关系，故治疗不仅需用药物调节阴阳平衡，心理疏导和心理行为治疗亦很重要，不可忽视。治疗期间嘱家长注意培养孩子活泼乐观的性格，当孩子症状发作时应想办法转移他的注意力，禁止孩子长期使用电脑、手机，看电视要适度，并告诫其少看电视和玩游戏机，尽量减少紧张、恐怖等精神刺激。给患儿创造一个和谐宽松的环境，多给予表扬和鼓励，支持和帮助患儿多参加集体活动和体育锻炼，减轻焦虑情绪，适应现实环境。

〔黄振钧　整理〕

第五章　眼耳鼻咽喉口腔科疾病

一、鼻鼽

鼻鼽是指以突然和反复发作的鼻痒、喷嚏、流清涕为主要特征的上呼吸道病症。《说文解字》云："鼽（qiú），病寒鼻窒也。"《释名》云："鼻寒曰鼽，鼽，久也，涕久不通遂至窒塞也。"指出了鼻鼽多由寒邪致病，症状除见流涕外，多伴鼻塞、通气不利。本病为临床上较常见或多发的疾病，可常年发病，也可呈季节性发作。现代医学称变应性鼻炎。

病案　臧某，女，46岁。

2009年11月18日初诊　患者近3个月以来遇冷空气后流清涕、喷嚏，伴有畏寒，手足冷，上唇起疱疹，纳眠尚可，大便溏，小便调。舌嫩红有红点、苔中根厚腻，脉沉弦、尺弱。

【辨证】风寒外袭，肺卫不固，兼脾肾两虚。

【治则】祛风散寒，益卫固表，兼补肾健脾。

【方药】苍耳子散合玉屏风散加减。

苍耳子10 g	辛夷10 g	黄芩10 g	桔梗10 g	黄芪15 g
白术10 g	防风10 g	熟地黄10 g	山药10 g	茯苓20 g
淫羊藿10 g	巴戟天10 g			
3剂，水煎服，每日1剂				

二诊（2010年1月27日）　上方自行服用9剂，现遇冷偶有流涕、喷嚏，畏寒减，上唇疱疹消，舌同前，脉沉弦、右尺弱。上方加栀子、半夏各10 g。7剂，水煎服，每日1剂。

三诊（2月3日） 患者近1周以来未再流涕、喷嚏。畏寒显减，余无不适。舌脉同前。上方继服7剂，煎服法同前。

【按】肺开窍在鼻，在液为涕，外合皮毛，同卫气布达皮腠以抗御外邪。肺居高位为华盖，皮腠为身之藩篱。若肺气素亏或摄生失当，则易首受邪侵。阳气奋起祛邪，《灵枢·口问》云："阳气和利，满于心，出于鼻，故为嚏。"鼻涕为肺津所化，肺系受邪，气机不利则津液输布障碍，流涕不止。久之涕多，伤正则宗气及津亏甚，鼻干或窒，或生风作痒，发为鼻鼽。由于肺气失常为鼻鼽病发之必然，故言鼻鼽其标在肺，其余脏腑发病均需影响至肺，方可为鼽。临床可辨证选用麻黄、桂枝、桔梗、枳壳、防风、蝉蜕等以宣降肺气、调和营卫，并配伍苍耳子、辛夷、白芷、菖蒲等宣利鼻窍。

《素问·玉机真脏论》云："脾为孤脏，中央土以灌四傍……其不及，则令人九窍不通。"脾胃位居中央，五行属土，为肺金之母，水谷精微经脾气升清上输，成卫气外达，与肺中清气融合成宗气，上濡鼻窍，下资真元，敷布周身。若脾胃健运，则肺气、宗气及营卫生成输布有序，肺鼻不易受邪，反之易发鼽病。故处方常配用白术、茯苓、山药等健脾补中，以资肺气。

《灵枢·营卫生会》云"卫出于下焦"，指明肺卫防御力的强弱与肾密切相关，盖因卫气昼日行于阳二十五度，夜晚行于阴二十五度，循行阴经后欲出阳经时必须在肾中汲取精气获得充养，方可布达阳经发挥抵御作用。故卫气循行卫外，须肺肾二脏相互协同。肺外合皮毛主一身之肌表腠理，其本质是卫气的防御作用，而卫气的防御作用实取决于肾阳的强弱。另足太阳膀胱经为一身之藩篱，太阳受邪往往表里相传殃及肾。若肾阳不足，卫气虚弱，不能固外，邪客肌表，表里相传，肾脏受邪则可如《素问·宣明五气》所云"肾为欠为嚏"，发为鼻鼽。临床常用补骨脂、巴戟天、淫羊藿、炮附子、桂枝等温肾助阳。

本例患者遇冷空气后流清涕、打喷嚏，此为风寒袭表，肺气祛邪外达之反应。肾阳为一身阳气之根本，具有温阳生发之作用，肾阳虚则周身失于温养则畏寒、肢冷。肾虚，虚火上炎，则上焦郁热，口舌生疮。

146

中焦脾虚不健，则运化失常，痰湿内生，大便溏泻。

苍耳子散出自《济生方》，由苍耳子、辛夷、白芷、薄荷组成，功善疏风止痛、通利鼻窍。主治鼻渊，鼻流浊涕不止，原方用于风邪上攻之鼻渊，临床上急、慢性鼻炎，鼻窦炎及变应性鼻炎（过敏性鼻炎）等病。玉屏风散出自元代医家危亦林所著的《世医得效方》，由防风、黄芪、白术（炒）3味中药组成，可敛汗固表，也是体质虚弱者预防感冒等感染性疾病的良方。

本案方中以苍耳子、辛夷、桔梗宣利鼻窍，兼以解表；黄芩清上焦郁热；配伍玉屏风散之黄芪、白术、防风，益气固表，祛风散邪；山药、茯苓益气健脾，健运中焦；熟地黄、淫羊藿、巴戟天补肾温阳，以资肾中阳气。患者药后症减，二诊加栀子以清热，加半夏以燥湿化痰。三诊后病止。

〔王静静　整理〕

二、鼻衄

鼻衄，又称为衄血，指鼻出血。《丹溪心法》云："衄血者，鼻中出血也。"是血证中最常见的一种。如鼻出血量多，则称为鼻洪。鼻衄又称为鼽衄。《黄帝内经》云："春善病鼽衄。"说明鼻衄与季节有一定关系。

病案　邢某，女，62岁。

2011年1月13日初诊　患者1个月前为进补口服阿胶、高丽参、冬虫夏草，后渐出现口腔溃疡。1周前开始反复出现流鼻血，约2日1次，量较多，咽干不适，纳眠可，二便调。舌暗红、舌尖嫩红，苔白腻、边有白涎。脉寸大、关弦、尺沉。

【辨证】肺胃蕴热，热迫血行。

【治则】清热泻火，凉血止血。

【方药】茜根散加减。

茜草10 g	黄芩10 g	生地黄15 g	白茅根15 g	紫草10 g	栀子10 g
牡丹皮10 g	半夏10 g	夏枯草10 g	茯苓20 g	生甘草6 g	

5剂，水煎服，每日1剂

二诊（1月18日）　患者服药期间流鼻血1次，咽不干。舌淡红，舌尖少许红点，苔薄白腻。脉右寸略大。上方去夏枯草，继服4剂。煎服法同前。

三诊（1月22日）　流鼻血1次，量少。余无不适。舌脉同前。上方加生石膏30 g，海螵蛸20 g，侧柏叶10 g。4剂，水煎服，每日1剂。

四诊（1月26日）　药后未流鼻血，舌脉同前。上方继服3剂以资巩固疗效。

【按】中医学认为：鼻衄每因火旺热盛引起，多为实证，也有因气虚，无力摄血所引发者。《证治汇补》云："肺开窍于鼻，阳明之经上交鼻，故鼻衄恒由肺胃之热而起，但水亏木旺亦常有患此证者。"《景岳全书·血证》云："凡治血证，须知其要，而血动之由，唯火唯气耳。"故临床治疗出血性病证可以从治血、治火、治气3个原则入手。

该患者鼻衄前口服大量阿胶、高丽参、冬虫夏草等辛热滋补之品，以致肺胃蕴热，上蒸于口鼻出现口腔溃疡、鼻衄、咽干不适等症状。《伤寒六书》云："鼻衄者，经络热盛，迫血妄行于鼻者，为衄也。"患者舌尖嫩红，寸脉大，皆为肺热之象。肺胃之火引动肝火上炎，故寸脉弦。火热煎灼津液，日久则凝炼为痰浊，故苔白腻，有白涎。茜根散出自《重订严氏济生方》，由茜草根、黄芩、阿胶、侧柏叶、生地黄、甘草组成，功善滋阴降火，宁络止血，主治鼻衄不止，心神烦闷。方中茜草、紫草、生地黄、牡丹皮皆为清热凉血之品，兼顾活血化瘀之力。离经之血则为瘀血，阻碍血脉之运行，易致反复出血，故需凉血止血，活血化瘀。此为釜底抽薪以治本。白茅根既可凉血止血，清热解毒，又可利尿通淋、引火热之邪下行。加栀子、黄芩以清热泻火，防止热迫血行；加半夏清化痰热，夏枯草清泻肝胆之火，茯苓健脾化湿，健运中焦，则无生痰之源；以甘草调和诸药。诸药合用，共奏清热泻火，凉血止血之功。患者药后症减，鼻衄次数减少，三诊加大清热止血之力，配伍生石膏以清泻肺胃之热，海螵蛸收敛止血，侧柏叶凉血止血。火热清，则出血止。

〔王静静　整理〕

以平为期——名中医谷万里临证百案

三、耳漏

耳漏是指外耳道有液体积聚或外溢，又称为耳溢液。其性质、量、气味、色泽可因发病的原因、病变的部位、程度而不同，有油脂性、浆液性、黏液性、脓性、水样或血性等，可相互混合，是耳部疾病常见的症状，对耳病的诊断有重要意义。脑脊液耳漏为各种原因使脑脊液循环系统特别是蛛网膜下腔与中耳相通，致脑脊液流入中耳，由外耳流出或积于中耳内。常因颅底骨折、先天性畸形、中耳和颞骨破坏性病变、中耳手术不当引起，主要表现为耳内出现无色、无味、无黏性的液体。

病 案 王某，男，60 岁。

2019 年 11 月 5 日初诊 患者半年前因左耳听力下降伴渗液就诊于北京某医院耳鼻咽喉科，抽取耳底渗液成分送检示：脑脊液。诊断为脑脊液左耳漏，遂住院治疗。因未找到渗漏位置，无法手术治疗，经保守治疗（具体用药不详）后出院。现仍左耳脑脊液不断渗漏，听力减退，无头晕头痛，舌淡红、苔腻，脉寸关弦滑大。

【辨证】肝风引动水湿上泛耳窍。

【治则】清肝熄风，利湿开窍。

【方药】自拟清肝利窍汤。

> 茯苓 20 g　　泽泻 10 g　　半夏 10 g　　夏枯草 10 g　　牡丹皮 10 g
> 石菖蒲 10 g　　柴胡 12 g　　龙胆 6 g　　甘草 6 g
> 14 剂，水煎服，每日 1 剂

二诊（11 月 21 日） 服药后左耳底渗液减少，听力有改善，大便偏干，夜尿 3~4 次，余无明显不适。舌同前，关脉弦滑大。上方去龙胆、柴胡、夏枯草、泽泻、半夏，加肉苁蓉 15 g，桂枝、当归各 10 g，熟地黄 20 g，细辛 3 g。14 剂，水煎服，每日 1 剂。

三诊（12 月 19 日） 左耳底渗液明显减少，大便不干，夜尿仍频，舌淡红、苔腻，脉关弦大。效不更方，上方继服 14 剂。

四诊（2020 年 1 月 7 日） 脑脊液渗漏明显减少，左耳听力渐恢复正常。近期自觉上腹部胀满，食凉饮则腹痛，下肢发凉，动则汗出，纳眠尚可，夜尿仍频。舌淡红、苔薄黄腻，脉寸关弦滑大、尺沉。仍以自拟清肝利窍汤加减：去牡丹皮、龙胆，加白术、白芷、厚朴各 10 g，改泽泻 15 g，炙甘草 6 g。14 剂，水煎服，每日 1 剂。

药后脑脊液渗漏消失，余症缓解。

【按】耳漏之症，与肝肾相关，渗出液体其色或黄或清，其质或稠或稀，多由风热邪毒侵袭，传热入里，熏蒸耳窍，火热搏结，化腐生脓；或肾阴亏损，虚火上炎，兼受外邪，邪与虚火交蒸，化腐为脓；或肝风上扰，水湿循经上泛，溢出耳窍。治疗总须清肝平肝、利湿开窍。

清肝利窍汤是谷万里的自拟方，以茯苓、泽泻利湿化饮；半夏、夏枯草化痰散结；牡丹皮、龙胆清肝泻火；石菖蒲开耳窍、化痰浊；柴胡疏肝气而引经，甘草调和诸药。诸药合用，共奏平肝熄风、利湿开窍之功。经中药内服，取得了修复渗漏的效果。

〔谷秋昱 整理〕

四、耳聋

耳聋是指耳的听觉失聪，不能听到外界声响。轻者，听而不真，称为重听；重者，不闻外声，则为全聋。《杂病源流犀烛》云："耳聋者，音声闭隔，竟一无所闻者也。亦有不至无闻，但闻之不真者，名为重听。"按照起病的缓急，可分为暴聋与渐聋。

病案 赵某，女，45 岁。

2016 年 8 月 4 日初诊 患者 10 日前无明显诱因出现左耳听力减退，在耳鼻咽喉科住院治疗，应用血管扩张药、神经营养药，并行高压氧治疗，症状改善不明显。目前听力仍差，感耳中胀闷不适，无耳鸣及头晕，纳、眠可，小便正常，大便偏干。舌红、苔薄黄、中间稍腻，脉左寸、右关弦。

【辨证】心肝火旺，痰蒙清窍。

【治则】清心肝火，化痰开窍。

【方药】龙胆泻肝汤加减。

龙胆10 g	黄芩10 g	栀子10 g	泽泻10 g	半夏10 g	夏枯草10 g
石菖蒲10 g	牡丹皮10 g	大黄10 g	柴胡12 g	茯苓20 g	甘草6 g

7 剂，水煎服，每日 1 剂

二诊（8 月 11 日）　左耳听力时好时坏。耳鼻咽喉科行听力测试：左耳听力损失30%，右耳听力正常。纳眠可，大便不畅。舌淡红、苔白腻。上方加苍术 10 g。7 剂，水煎服，每日 1 剂。

三诊（8 月 18 日）　左耳闷感突然消失。行听力测试：左耳听力 90% 正常。余无不适。舌脉同前。上方继服 7 剂以巩固疗效。

2 个月后随访，患者左耳听力完全恢复正常。

【按】足少阳胆经上入于耳，下络于肝而属胆，故情志抑郁，肝气失于疏泄，郁而化火；或暴怒伤肝，肝胆之火上扰，清窍被蒙，则生耳聋。肝气郁结于耳，络气不畅，故见耳中胀闷不适；肝内火郁，肠中津液被灼，故大便干结；舌红，苔薄黄、中间稍腻，脉左寸、右关弦，为心肝火旺，内有痰湿之证候。

龙胆泻肝汤出自《医方集解》引《太平惠民和剂局方》，为治疗肝经湿热循经上扰下注的常用经典方剂。本案方中以大苦大寒的龙胆上泻肝胆实火，下清下焦湿热，为泻火除湿两擅其功的君药；黄芩、栀子、大黄具有苦寒泻火之功；泽泻、茯苓利湿，使湿邪从水道排出；半夏、夏枯草化痰浊而清肝火；牡丹皮清肝凉血活血；石菖蒲开窍化痰；柴胡既可疏肝又可引诸药入肝胆；甘草调和诸药。诸药合用，可使心肝火降而热清，痰浊湿化而窍开，故耳聋豁然而愈。

〔谷秋昱　整理〕

第六章 皮肤科疾病

一、粉刺

粉刺是颜面、胸、背部皮肤发疹如刺，挤压后可见头部呈黑色，体部呈黄白色透明状粉汁，多由肺热引起，故称之为肺风粉刺。相当于现代医所指的痤疮，是毛囊皮脂腺的一种慢性炎症性皮肤病。临床表现以好发于面部及胸背部的粉刺、丘疹、脓疱、结节、囊肿等多种类型的皮疹，多伴有皮脂溢出，痤疮病变处伴有瘙痒或疼痛。因多发生于青春发育期的青年男女，俗称"青春痘"。早在2000多年前，《黄帝内经》中就已有关于痤疮的记载，如《素问·生气通天论》云："汗出见湿，乃生痤痱……劳汗当风，寒薄为皶（zhā），郁乃痤。"

病 案 高某，男，30岁。

2018年8月9日初诊 患者10年前无明显诱因出现面部及颈部红色丘疹，以两侧下颌周围及颈部为著。皮损色红，高出皮面，尖端可破溃，有白色或黄色分泌物，结痂后有痘印形成。平时无痛痒，现面部痘痕明显。平素纳眠可，二便调。舌红、苔腻，脉关尺弦紧大。

【辨证】湿热郁滞，毒蕴皮肤。

【治则】清热化湿，凉血解毒。

【方药】自拟清热凉血排毒饮。

石膏30g 夏枯草10g 紫花地丁10g 野菊花10g 牡丹皮10g

苍术10g 茯苓20g 生薏苡仁20g 生甘草6g

14剂，水煎服，每日1剂

二诊（8月24日） 药后诸症减轻，半个月以来仅在颈部有两个新发粉刺。余无不适，舌脉同前。上方继服14剂。嘱患者改变不良的生活习惯，保持饮食均衡，心情愉快，睡眠充足，适当运动，忌食辛辣刺激食物，多吃新鲜蔬菜水果，保持大便通畅。

后随访无新发皮疹，面部痘痕明显减轻。

【按】粉刺虽生长在皮肤表面，但与脏腑功能失调密切相关。如《诸病源候论·面皰候》云："面皰（bāo）者，谓面上有风热气生皰，头如米大，亦如谷大，白色者是也。"又云："此由肌腠受于风邪，搏于津液，津液之气因虚作之也。"《医宗金鉴·外科心法要诀·肺风粉刺》云："此证由肺经血热而成，每发于面鼻，起碎疙瘩，形如黍屑，色赤肿痛，破出白粉汁，日久皆成白屑，形如黍米白屑。"治疗以"内服枇杷清肺饮，外敷颠倒散"。

粉刺多因肺经风热，熏蒸肌肤，脾失健运，脾胃蕴湿积热而引起。中医治疗粉刺可运用脏腑辨证，从肺、肝、脾、胃、大肠入手，分虚实而治，实证多以湿热为特点，湿热胶着入血分，后期往往血热化燥生瘀、脾虚湿停，兼见虚实夹杂的证候，故常常缠绵难愈。

同时，可以粉刺的皮损部位和形态为依据，进行归经治疗。因颜面主要是肺、胃、大肠经所过之处，肺主肌表，外合皮毛，若热邪侵犯肺经，或嗜食辛辣油腻之品，使肺经郁热，致颜面背部起丘疹、红疱，或痒或痛；手阳明大肠经与足阳明胃经均上行于面部，若素体胃肠有热，或饮食不节，嗜食辛辣肥甘厚味，使胃肠积热或湿热内蕴，则循经上行于面，郁积于毛孔而发病。此三经湿热内蕴，郁结成毒，故治疗当清热凉血，化湿排毒。本案患者皮肤颜色发红、有脓点、痘印、舌红苔腻，即为湿热毒蕴。部位以两侧面颊肝胆经处多见，为肝胆湿热入血分郁聚皮肤所致。

清热凉血排毒饮是谷万里治疗痤疮的经验方，方中石膏味辛性大寒，入肺、胃经，清泻肺胃之火热，为君药；野菊花疏散风热、消肿解毒，紫花地丁清热解毒、凉血消肿，夏枯草清热泻火、散结消肿，牡丹皮凉血活血，此4味药共清肝脾血分湿热，为臣药；薏苡仁利水渗湿、健脾排脓、解毒散结，茯苓利湿健脾，苍术燥湿健脾，共为标本兼顾之佐药；

生甘草泻火解毒并调和诸药，为使药。诸药合用，共奏清热化湿，凉血解毒之功，是治疗痤疮湿热证患者的有效方剂。

〔谷秋昱　整理〕

二、斑秃

斑秃是一种突然发生的非瘢痕性、头部斑片状的局限性脱发，圆形或椭圆形的脱发区融合，可进一步发展为全秃及普秃，中医常称其为油风、鬼舐头、鬼剃头等。斑秃《黄帝内经》称为毛拔、发落、发坠，《难经》称为毛落，《诸病源候论》称为鬼舐头，而《外科正宗》称为油风。以上病名至今仍被沿用，特别是油风一名，因符合斑秃头发突然脱落，脱发区头皮光亮的特点而被广泛使用。

病案　王某，女，57岁。

2016年7月22日初诊　患者自5个月前开始出现头部斑片状脱发，以双侧颞部为主，呈对称性脱发，无瘙痒及脱屑，皮损处摸之光滑，自觉腰部酸软不适，纳眠尚可，二便调。舌暗红、苔薄白。脉寸关弦、尺沉。诊断为油风。

【辨证】肝肾亏虚证。

【治则】滋补肝肾。

【方药】六味地黄丸合逍遥散加减。

生地黄15 g	牡丹皮10 g	茯苓20 g	山药20 g	泽泻10 g
山茱萸15 g	杜仲10 g	牛膝15 g	菟丝子15 g	制何首乌10 g
柴胡10 g	当归10 g	白芍10 g	炙甘草6 g	
7剂，水煎服，每日1剂				

二诊（7月29日）　每日梳头时脱发量稍减，腰酸缓解。近来便秘，偶有大便不成形，纳眠可。舌红、苔根腻，脉弦滑、尺沉。上方加薏苡仁20 g，去白芍。7剂，水煎服，每日1剂。

三诊（8月5日）　脱发明显减少，大便正常。舌淡红、苔薄白，脉寸关

以平为期——名中医谷万里临证百案

弦、尺沉。二诊方去制何首乌，继服 14 剂，煎服方法同前。

四诊（9 月 10 日） 服药 28 剂，现两侧颞部已经长出新发，近来因劳累致腰酸背痛，心烦，睡眠质量差、入睡困难，大便秘结。舌红、苔黄腻，脉寸关弦滑大、尺沉。三诊方加炒酸枣仁 15 g，川芎、知母各 10 g，龙骨、牡蛎各 30 g。14 剂，水煎服，每日 1 剂。

【按】《内经·上古天真论》云："女子七岁，肾气盛，齿更发长……丈夫八岁，肾气实，发长齿更……五八，肾气衰，发堕齿槁……八八则齿发去。"肾藏精主生长发育，肝藏血主疏泄，精血同源，肝肾同源，天癸同源，肝肾精血充足则头发健康润泽，肝肾不足则头发失去濡养干枯脱落。《金匮要略》云："失精家，少腹弦急，阴头寒，目眩，发落，脉极虚芤迟，为清谷亡血失精。"由于过劳消耗肾精，肾阴不足，血海空虚，头发脱落。因此，斑秃与肝肾不足、气血两虚、气滞血瘀、风盛血燥相关。

本案患者年近六旬，脱发呈斑片状，以双侧颞部为主，呈对称性，皮损处摸之光滑，伴有腰膝酸软不适。病机为肝肾不足，精血亏虚，须发失于滋养。"发为血之余"，肝肾阴虚，血虚失充，故见发脱成斑；腰为肾之府，膝为筋之府，肝肾亏虚，骨髓不充，肾阴不足则腰膝酸软无力，故以六味地黄丸滋补肝肾。同时，脱发以双侧颞部为主，且呈对称性，此为少阳胆经循行之处，其脉弦，此中含有木郁之象，故以逍遥散疏肝解郁。

方中熟地黄易为生地黄以滋阴补肾，同时增清热凉血之效，为方中之君药。山茱萸补养肝肾，并能涩精，取"肝肾同源"之意；山药补益脾阴，亦能固肾，共为臣药。三药配合，肾肝脾三阴并补，是为"三补"。泽泻利湿而泄肾浊，茯苓淡渗脾湿，并助山药之健运，与泽泻共泻肾浊，助真阴得复其位；牡丹皮清泄虚热，并制山茱萸之温涩。三药称为"三泻"，均为佐药。六味合用，三补三泻，其中补药用量重于"泻药"，是以补为主；肝、脾、肾三阴并补，以补肾阴为主。腰膝酸软不适，故加杜仲、牛膝、菟丝子以补肝肾，强腰膝，且引药下行，直达病所。配伍逍遥散中之柴胡疏肝解郁，当归补血行血养血，白芍养血柔肝；加制何首乌，"此物能养血益肝，固精益肾，健筋骨，乌髭发，为滋补良药。"（《本草纲目》）。诸药相合，共奏滋补肝肾之功。二诊、三诊随症加减，收效明显。有文献报道何首乌有肝肾毒性，故须选用制何首乌，且不宜长时间连续使用，故三诊时暂停用。四诊患者颞部已有新发生长，然肝肾亏虚日久，加之过劳耗伤精血，心神失养，则虚烦不寐。故以酸枣仁汤加生龙牡以养血安神，清热除烦。

〔王静静　整理〕

三、湿疮

湿疮是以皮肤瘙痒、糜烂、流滋、结痂等为症状特点的一类皮肤病，具有多形性损害、对称性分布、瘙痒、反复发作等特征。中医学根据其形态特点、病机和部位不同而使用不同的名称。基于湿疹浸淫全身，滋水极多的特点，中医学多称湿疹为浸淫疮，首见于《金匮要略》"浸淫疮，黄连粉主之"。以丘疹为主的又称为血风疮或粟疮。不同部位湿疹，如发于面部称为面游风，发于耳部的称为旋耳疮，发于肘窝与膝窝的称为四弯风，发于手掌部的称为鹅掌风，发于乳头的称为乳头风，发于阴囊的称为绣球风，等等。现代中医学将上述病症统称为湿疮，与现代医学的湿疹相对应，也分为急性、亚急性、慢性。

病案　于某，男，56 岁。

2019 年 12 月 5 日初诊　患者 20 年前无明显诱因出现右侧小腿内侧皮疹，伴有瘙痒不适，挠抓破溃后渗液较多，无异味。皮疹反复发作，渐成慢性不愈之势。平素口干欲饮，夜间饮水较多则手指肿胀。稍恶寒，纳眠尚可，大便不成形，小便调。舌胖大有齿痕、苔薄白，脉寸关弦滑、尺沉。

【辨证】阳虚水泛，湿郁肌表。

【治则】温阳化气，利水渗湿。

【方药】五苓散。

茯苓 20 g　泽泻 15 g　桂枝 10 g　白术 10 g　猪苓 10 g
7 剂，水煎服，每日 1 剂

二诊（12 月 12 日）　皮疹渐干瘪，未出现新皮疹，瘙痒稍减，仍便稀。

舌苔同前，脉关弦滑大。上方加土茯苓、地肤子、白鲜皮各20 g。14剂，水煎服，每日1剂。

三诊（2020年1月2日） 皮疹已干瘪结痂，无渗液，瘙痒大减。口干症减，大便偏稀。舌苔同前，脉关弦大。上方再加防风10 g。14剂，水煎服，每日1剂。

1个月后随访，未见复发。

【按】中医学认为：湿疮发病是因先天禀赋不足，或加之饮食失节，嗜食辛辣肥甘厚腻，伤及脾胃，脾失健运，致湿热内生，复感受风湿热邪，内外两邪相搏，浸淫肌肤所致。若病情反复迁延日久，则耗血伤阴，致脾虚血燥，肌肤失养。本病致病因素中以湿邪为主，皮损多有渗出浸润倾向。由于湿性黏滞重，易留难去，所以无论新旧都离不开"湿"邪，脾主湿，故在治疗本病时应在祛湿的同时，重视健脾。湿疮的临床特点是瘙痒，痒者属风，"风胜则痒"，或外感风邪，或血燥生风，或肝肾阴虚，风从内生，故祛风止痒贯穿始终。

五苓散是张仲景《伤寒论》中的重要方剂之一，散见于太阳病篇、阳明病篇、霍乱篇中。五苓散证的基本病机为三焦气化不利，津液代谢失常。五苓散的作用可归纳为内通三焦，外达皮腠，通阳化气，行水散湿。因此，五苓散的作用并非只是"利小便"，而是几乎参与了水液代谢的全过程，其所治的内、外、妇、儿、眼耳鼻咽喉口腔科等多种病证均与水液代谢障碍有关。

本案患者湿疮反复发作20余年，其临床表现结合舌脉，辨证当属阳虚不能化气利水，湿邪郁于肌表，导致通调水道的功能失常。故以五苓散治疗。方中猪苓、茯苓、泽泻，导水下行，通利小便；白术甘温健脾，助脾运湿；桂枝辛温，通阳化气行水，并兼以解表。五味药合用，共奏外解表邪，内通水腑，导水外出之功。并按《伤寒论》要求"多饮暖水，汗出愈。如法将息"。

成无己《伤寒明理药方论》云："水饮内蓄，须当渗泄之，必以甘淡为主，是以茯苓为君；猪苓为臣；白术味甘温，脾恶湿，水饮内蓄，则脾气不治，益脾胜湿，必以甘为助，故以白术为佐；泽泻味咸寒，泄饮导溺，必以咸为助，故泽泻为使；桂味辛热，肾恶燥，水蓄不行，则肾气燥，散湿润燥，可以桂枝为使。"可见，五苓散全方一利、一补、一化，攻补相兼、宣摄阖合，化以助利、补以助化，补化相生，使体内停蓄之水一则随小便而出，一则随阳气蒸化布达周身，又可使身体内外之阳气周流气化，以防水饮再次停蓄。《伤寒论》示人服后当饮暖水，以助发汗，使表邪从汗而解。待阳化水降，则湿疮减消，渗液减少。

二诊加土茯苓、地肤子、白鲜皮以增强燥湿祛风止痒之功。三诊则皮损减小，瘙痒大减，然大便偏稀，故加防风祛风散邪，且有升散止泻之力。药后病愈，未复发。

〔王静静　整理〕

四、蛇串疮

蛇串疮，现代医学称为带状疱疹。带状疱疹是由水痘-带状疱疹病毒感染引起的，以神经痛和疱疹为主要表现的皮肤病。其临床特点主要是有疼痛和沿身体一侧周围神经分布的群集水疱，并且伴明显神经痛。中医学认为带状疱疹属缠腰火丹、蛇串疮等范畴。

病案　薛某，女，46 岁。

2020 年 1 月 3 日初诊　患者 1 个月前无明显诱因于右大腿外侧出现淡红色疱疹，伴有疼痛，破后渗液，可结痂。未系统诊疗，皮损范围渐扩大。伴有咽干咽痛，口干但不欲饮水，自觉双手麻木不适。舌淡红、苔白腻，脉寸关弦滑大、尺沉。

【辨证】湿热内蕴、瘀阻经络。

【治则】清热利湿、活血解毒、通络止痛。

【方药】四妙散合小柴胡汤加减。

苍术 10 g	黄柏 10 g	薏苡仁 20 g	川牛膝 15 g	柴胡 12 g
黄芩 10 g	半夏 10 g	当归 10 g	地龙 10 g	川芎 10 g
土茯苓 20 g	牡丹皮 10 g	赤芍 10 g	甘草 6 g	

7 剂，水煎服，每日 1 剂

二诊（1月10日） 皮损面明显缩小，疱疹已结痂，疼痛感消失。手麻症状较前减轻。近4日以来自觉咽部有异物感，仍咽干，述日常工作压力大，经常生闷气。舌红、苔白腻，脉关弦紧。辨证为肝气郁结，痰气交阻，以半夏厚朴汤合小柴胡汤加减：

> 半夏10 g　厚朴10 g　紫苏梗10 g　茯苓20 g　苍术10 g　香附10 g
> 黄芩10 g　柴胡12 g　陈皮10 g　　薏苡仁20 g
> 7剂，水煎服，每日1剂

嘱保持心情舒畅。后随访疱疹消，无后遗症，咽部不适缓解。

【按】本病主要由肝气郁结、情志内伤，久而化火，及湿热内蕴、外感邪毒，造成经络阻塞，气血凝滞所致。《外科大成·缠腰火丹》云：“缠腰火丹，一名火带疮，俗名蛇串疮。初生于腰，紫赤如疹，或起小水疱，痛如火燎，由心肾不交，肝火内炽，流入膀胱而缠带作也。”

本案患者发病部位在大腿的外侧，亦属少阳经循行之处，且以下肢为患，结合舌脉，考虑湿热瘀滞少阳经络。治以清热利湿、活血解毒、通络止痛为主，四妙散中黄柏具有清热燥湿、泻火解毒功效；苍术具有燥湿健脾、祛风散寒功效；川牛膝具有补肝肾、活血通经、散瘀功效，且能引药下行直驱病所；薏苡仁具有利水消肿、健脾祛湿、清热排脓功效。四药合用，共奏清热利湿，行气止痛之效。以小柴胡汤疏肝解郁，通少阳之气。

带状疱疹患者往往表现为沿神经分布区剧烈的疼痛感，这是由于病毒侵犯神经细胞导致的。中医学认为此为瘀毒阻滞经络所致，故以疏通经络、活血止痛为主。方中加用当归、川芎、赤芍、地龙活血化瘀通络，牡丹皮凉血活血，土茯苓解毒利湿，甘草调和诸药。

二诊皮损面缩小，疱疹结痂，方已奏效。然患者压力较大，情志郁结，痰气闭阻发为梅核气之患。此病因情志不遂，肝气瘀滞，痰气互结，停聚于咽部所致，以咽中似有梅核阻塞、咯之不出、咽之不下、时发时止为主要表现。治以疏肝解郁，理气化痰为原则。《金匮要略》云：“妇人咽中如有炙脔，半夏厚朴汤主之。”方中加小柴胡汤以疏利少阳肝胆经气，香附疏肝解郁，因脾为生痰之源，故加苍术、薏苡仁以燥湿健脾；陈皮行气化痰，以助半夏化痰之力，故药后症止。

〔王静静　整理〕

五、风瘙痒

风瘙痒是指无原发性皮肤损害，而以瘙痒为主要症状的皮肤感觉异常性皮肤病。中医文献中又称之为风痒、血风疮、痒风、谷道痒、阴痒等。本病以自觉皮肤阵发性瘙痒，搔抓后常出现抓痕、血痂、色素沉着和苔藓样变等继发性皮损为临床特征。临床上按起病的范围和部位不同，分为全身性瘙痒病和局限性瘙痒病，而老年性皮肤瘙痒症属全身性瘙痒病的范畴。

病案一　罗某，男，62岁。

2019年9月10日初诊　患者近1个月以来出现周身瘙痒，挠抓后瘙痒加剧，无皮疹及脱屑，每于半夜12时后瘙痒加剧，严重影响睡眠，曾诊断为老年性皮肤瘙痒症，口服抗过敏药物（具体不详），效果不显。双足踝处肿胀，口不干，纳可，小便频，大便偏稀。7年前因右肺癌行手术治疗。舌暗红、苔腻，脉寸关弦滑大、尺沉。

【辨证】血分瘀热生风。

【治则】清热凉血，活血祛风止痒。

【方药】五苓散合消风散加减。

> 茯苓20 g　桂枝10 g　白术10 g　泽泻10 g　地肤子20 g　白鲜皮15 g
> 土茯苓20 g　苦参10 g　苍术10 g　防风10 g　牡丹皮10 g　甘草6 g
> 7剂，水煎服，每日1剂

二诊（9月19日）　周身瘙痒症状明显减轻，足踝部肿胀减轻，近来头晕时作，餐后偶有恶心，舌红、苔腻，脉寸关弦滑大。上方加半夏、天麻各10 g。7剂，水煎服，每日1剂。

三诊（12月31日）　瘙痒明显缓解，足踝部肿胀消退，小便正常，大便仍偏稀，舌脉同前。处方：

黄柏 10 g　苍术 10 g　薏苡仁 20 g　茯苓 20 g　土茯苓 20 g　芡实 20 g
14 剂，水煎服，每日 1 剂

1 个月后随访，患者瘙痒未反复，余无明显不适。

【按】《黄帝内经》云："诸痛痒疮，皆属于心。""……搏于皮肤之间其气外发，腠理开，毫毛摇，气往来行，则为痒。"《诸病源候论》云："风瘙痒者，是体虚受风，风入腠理，与气血相搏，而俱往来在于皮肤之间，邪气微，不能冲击为痛，故但瘙痒也。"《备急千金要方》云："风邪客于肌中，则肌虚，真气发散，又被寒邪搏于皮肤，外发腠理，开毫毛，淫气妄行之，则为痒也。"《丹溪心法》亦云："诸痒为虚，血不荣于肌腠，所以痒也。"总之，本病发病不外乎虚实两端。虚者因老年人脏腑功能失调，肝肾亏虚，气血津液不足，导致肌肤失于濡养；实者因风、寒、湿、热、燥等邪气侵袭肌表，肌肤腠理失于疏泄，邪气闭郁而为患。临床上将老年性皮肤瘙痒症分为血虚风燥型、肝肾阴虚型、血热风燥型、血瘀生风型、营卫不和型 5 种类型。治疗时应根据辨证分型、标本虚实及邪气性质的不同，采用不同治法。

本案患者为老年男性，其瘙痒呈周身发作的特点，且每于半夜 12 时后症状加剧。半夜 12 时为子时，中医学认为此时为阴阳交替之时，阴阳协调，则夜间可安睡；阴阳失调，则疾病发作或症状加重。老年患者随着年龄的增长，脏腑功能的下降，阴阳之间逐渐失去平衡状态，导致阴阳失调。此外，患者既往有肺部恶性肿瘤病史，并行手术治疗，结合其舌质暗红，考虑其久病致气血运行失调，瘀血内结。血不利则为水，且水湿为阴邪，湿性下注，故而患者足踝部水肿。瘀而化热，血热生风，风行肌肤，故患者出现周身肌肤瘙痒的症状。患者小便频、大便偏稀，舌苔腻等均为水湿停聚，水液代谢失常的表现。因此，该案病机为血瘀化热生风。治当清热凉血、活血祛风止痒为原则，使气血条畅，阴阳协和，津液输布正常，则肌肤盈润，瘙痒即止。

五苓散功善利水渗湿，温阳化气，皆取其小量应用，并去猪苓以防其利水渗湿过重而伤阴。防风、苍术、苦参取消风散之意以疏风清热除湿。痒自风来，故止痒必先疏风，故以防风辛散透达，疏风散邪，使风祛痒止；苍术祛风燥湿，苦参清热燥湿，均为湿邪而设。然该患者风来之由，本于瘀热，故加牡丹皮以清热凉血活血，古人云："治风先治血，血行风自灭也。"地肤子、白鲜皮、土茯苓增强方中清热利湿，祛风止痒之力。配伍甘草清热解毒，调和诸药。全方诸药合用，使气血津液畅行，则瘙痒即愈。

二诊患者周身瘙痒及踝部水肿明显减轻，但头晕时作，餐后恶心，参考舌脉，此乃痰湿中阻加之风痰上扰清窍所致，故方中加入半夏燥湿化痰、降逆止呕，天麻平肝熄风。待瘀热之邪祛除后，以燥湿健脾立法，故三诊以二妙散加薏苡仁、茯苓燥湿健脾，健运中州；佐以土茯苓清热解毒利湿，芡实补肾健脾涩肠。脾胃乃气血生化之源，脾胃运化正常，气血津液化源充盛，则肌肤腠理盈润光泽。

病案二　牛某，女，60岁。

2017年12月12日初诊　患者4个月前无明显诱因出现上半身皮肤瘙痒伴有红色皮疹，痒无定处，可见皮肤挠抓痕迹，部分皮损处皮肤肥厚，无皮肤破溃及脱屑，每于上半夜皮肤瘙痒加重，余无明显不适，纳眠可，二便调。舌暗红、苔薄黄，脉寸关弦滑大、尺沉。

【辨证】血分瘀热，风盛作痒。

【治则】清热凉血，祛风止痒。

【方药】消风散加减。

生地黄10 g　牡丹皮10 g　荆芥10 g　防风10 g　蝉蜕6 g　苍术10 g
地肤子10 g　白鲜皮10 g　苦参10 g　甘草3 g
7剂，水煎服，每日1剂

二诊（2018年1月2日）　服药两剂后皮肤瘙痒即减轻，皮疹渐消退。近10日以来瘙痒未作，皮疹已消。近来自觉左手麻木，时无知觉，左下肢发胀。舌红、苔薄白，脉关弦紧。以补阳还五汤加减：

川芎 10 g　当归 10 g　　地龙 10 g　赤芍 10 g　桂枝 10 g　　桑枝 10 g

白芍 10 g　威灵仙 10 g　炙甘草 3 g

14 剂，水煎服，每日 1 剂

三诊（1月17日）　上半身瘙痒及皮疹未反复。述常用左手抱小孩致左上肢木乱，左侧肘后外侧疼痛不适，纳眠尚可，餐后偶有胃灼热（烧心）反酸，二便调，舌红苔白腻，脉关弦紧。上方去地龙，加延胡索 10 g，海螵蛸 20 g。14 剂，水煎服，每日 1 剂。

【按】患者反复发作皮肤瘙痒，伴见红色皮疹，结合舌脉等为血分瘀热，日久瘀热生风蕴于肌肤，加之冬春季节风邪为患，内外夹攻发为瘙痒病。风性善行而数变，且风为阳邪，易伤阳位，故患者瘙痒部位不定，且以上半身为主。痒自风而来，止痒必先疏风，故以荆芥、防风、蝉蜕之辛散透达，疏风散邪，使风去则痒止，共为君药。配伍苍术祛风燥湿，苦参清热燥湿，专为湿邪而设；然风热内郁，易耗伤阴血，湿热浸淫，易瘀阻血脉，故以生地黄、牡丹皮养血凉血活血，并寓"治风先治血，血行风自灭"之意为佐。甘草清热解毒，和中调药，为佐使。加地肤子、白鲜皮清热利湿，祛风止痒。

二诊瘙痒症减，皮疹消退。然左手麻木，时无知觉，左下肢发胀，此为经络瘀滞，血脉不通所致。瘀热煎灼津液，日久则血脉闭阻不通，故关脉弦紧。治疗当以补血养阴，活血通络为法，故以补阳还五汤加减。患者无明显气虚之象，故补阳还五汤去甘温之黄芪，以防助风生痒。桂枝具有温阳通络之功，桑枝可祛风湿，活血通络。《本草图经》云："桑枝疗遍体风痒干燥，脚气风气，四肢拘挛。"《本草备要》云其"利关节，养津液，行水去风"。二药配伍可专治上肢拘挛疼痛之症。《本草撮要》云："桑枝，功专去风湿拘挛，得桂枝治肩臂痹痛。"威灵仙具有祛风湿，通经络之效，《药品化义》云其："性猛急，盖走而不守，宣通十二经络。主治风、湿、痰、壅滞经络中，致成痛风走注，骨节疼痛，或肿，或麻木。风胜者，患在上；湿胜者，患在下。二者郁遏之久，化为血热，血热为本，而痰则为标矣，以此疏通经络，则血滞痰阻，无不立豁。"配伍芍药、甘草，取芍药甘草汤之意，二者酸甘化阴，可滋养筋脉，舒筋缓急。三诊随症加减，瘙痒及皮疹未反复。

〔王静静　整理〕

六、白疕

白疕是一种以红斑、丘疹、鳞屑损害为主要表现的慢性易反复发作的皮肤病。因刮去鳞屑可见出血点，如匕首刺伤皮肤之状，故名之。白疕作为病名首见于清代祁坤的《外科大成》："白疕，肤如疹疥，色白而痒，搔起白疕，俗呼蛇风。"本病相当于现代医学的银屑病。

病　案　刘某，女，40岁。

2011年12月28日初诊　患者5年前开始出现双下肢瘙痒有鳞屑，脱屑后有红色出血点，曾于皮肤科诊断为银屑病。后间断口服中药及西药治疗，效果一般，病情易反复。3个月前下肢皮损复发，有瘙痒，脱屑，伴晨起口干口苦，声哑，纳眠可，二便调。舌淡红、苔白厚腻，脉寸浮大。

【辨证】湿热蕴肤。

【治则】清热化湿，祛风止痒。

【方药】四妙散合消风散加减。

苍术10 g	黄柏10 g	薏苡仁30 g	川牛膝15 g	防风10 g	蝉蜕10 g
苦参10 g	土茯苓20 g	地肤子15 g	白鲜皮15 g	连翘10 g	甘草6 g

10剂，水煎服，每日1剂

二诊（2012年1月7日）　皮损部位瘙痒未作，余症同前。近来胆囊炎复发，右上腹胀痛不适。舌脉同前。上方去连翘、薏苡仁、川牛膝，加柴胡15 g，黄芩、半夏、郁金、桂枝各10 g。7剂，水煎服，每日1剂。

三诊（1月14日）　近来皮损未增大，瘙痒未作。口干口苦，有痰，舌淡红、苔白腻，脉关弦大、尺沉。上方继服14剂，水煎服，每日1剂。

四诊（2月28日）　近来皮损部位瘙痒加重，口苦痰多，舌两侧略红、苔根白腻。脉沉弦。上方加瓜蒌20 g。7剂，水煎服，每日1剂。

五诊（3月7日） 皮损明显缩小，瘙痒作。口苦减，痰少，余无不适。舌淡红、苔薄白，脉弦大。效不更方，上方继服7剂后，诸症止。

【按】《医宗金鉴》云："生于皮肤，形如疹疥，色白面痒，搔起白皮，由风气客于皮肤，血燥不能荣养所致。"强调风邪、血燥致病。《外科证治全书》云："白疕，皮肤燥痒，起如疹疥而色白，搔之屑起，渐至肢体枯燥坼裂，血出痛楚。"认为白疕的发病与寒、湿、血、气密切相关。当代中医学者在古代中医各家认识的基础上结合其病因病机不断深入研究，也提出了诸多观点，大多集中在"血分有热""血热风燥""热毒瘀结"等观点。根据血热、血燥、瘀毒等病因不同辨证论治，或清热凉血，或养血润燥，或活血祛瘀，或兼夹合治。

本案患者双下肢瘙痒起鳞屑，脱屑后有红色出血点，是典型的白疕的临床表现。患者仅表现为双下肢的皮损，舌淡红、苔白腻，此为湿热下注，蕴于肌肤的表现。湿热之邪蕴于中焦，脾胃运化失调，则影响津液之输布，则表现为口干、声嘶；湿热蕴于少阳肝胆，胆气犯胃，则表现为口苦；寸脉浮大，为上焦蕴热之象。以四妙散合消风散加减。湿为阴邪，得温则化；然恐辛热之品助热生风；热为阳邪，得寒则消，唯恐寒凉之品助寒生湿。故四妙散中苍术、薏苡仁燥湿健脾，黄柏清热燥湿，配伍川牛膝活血化瘀，利湿通淋，且引药下行，直达病所。此为清化下焦湿热之要方也。消风散中之防风、蝉蜕祛风散邪，使风去则痒止；配伍苦参以清热燥湿，加土茯苓以解毒除湿，地肤子、白鲜皮燥湿止痒，连翘清热解毒，甘草调和诸药。诸药合用，共奏清热化湿，祛风止痒之效。二诊则药后瘙痒未作，然胆囊炎复发，故从和解少阳，疏利肝胆入手，加柴胡、黄芩、半夏之类。后随症加减调理1个月余，患者皮损症状缓解，腹痛亦治愈。

〔王静静 整理〕

七、丹毒

丹毒是一种皮肤突然鲜红成片、色如涂丹、迅速蔓延的急性感染性疾病。中医根据发病部位的不同又有不同的病名，发于小腿足部者称为"流火"，发于头面部者称为"抱头火丹"等。现代医学认为，丹毒是链球菌感染皮肤及其网状淋巴管所引起的急性非化脓性炎症，起病急，开始可有发热、寒战，迅速出现界限清楚的局限性红肿热痛，指压局部皮肤可褪色，皮肤界面紧张伴有烧灼样疼痛，好发于颜面部及下肢。

病　案　郭某，男，65岁。

2018年9月13日初诊　患者诉3日前无明显诱因出现左侧小腿处红肿热痛，触痛明显，局限性红斑。症状进行性加重，纳可，疼痛影响睡眠。舌暗红、苔白腻，脉寸关弦滑大。

【辨证】湿热蕴毒下注。

【治则】清热解毒，利湿通络。

【方药】五味消毒饮合四妙散加减。

> 蒲公英10 g　金银花10 g　野菊花10 g　苍术10 g　黄柏10 g　地龙10 g
> 薏苡仁20 g　川牛膝15 g　鸡血藤10 g　赤芍10 g　当归10 g　甘草6 g
> 7剂，水煎服，每日1剂，早晚分服

二诊（9月27日）　服药后小腿疼痛基本消失，红斑淡化，肿胀减轻。舌嫩、苔白腻，脉关弦滑大。上方去野菊花，加土茯苓20 g。14剂，水煎服，每日1剂，早晚分服。后家人回信告知药后病愈。

【按】中医学认为：丹毒多因素体火旺，血分有热，郁于肌肤所致，或在肌肤破损处有湿热火毒之邪乘隙侵入，郁阻肌肤而发。在外表现为赤如丹涂之色，在内则有口干便秘、烦躁等热盛之症。《圣济总录》云："热毒之气，爆发于皮肤间，不得外泄，则蓄热为丹毒。"血热为病之本，外受毒邪乃病之标，久则血行被瘀阻，故发为本病。急性期以热毒证、实热为主，治以清热解毒为大法。反复发作的慢性丹毒则多为湿热瘀结证，夹杂瘀血阻络，治疗应在清热解毒的基础上配合活血化瘀或健脾利湿法，常用方剂如五味消毒饮、四妙勇安汤、萆薢渗湿汤、四妙散等。

五味消毒饮出自《医宗金鉴》，由金银花、野菊花、蒲公英、紫花地丁、紫背天葵组成，具有清热解毒，消散疗疮之功，主治疗疮初起，发热恶寒，疮形如粟，坚硬根深，状如铁钉，以及痈疡疖肿，红肿热痛，舌红苔黄，脉数。四妙散载于清代张秉成《成方便读》，由二妙散加牛膝、薏苡仁共4味药物组成，主治湿热下注之痿证、痹证。

　　本案患者以湿热蕴毒下注为主，故在五味消毒饮合四妙散的基础上进行加减化裁。方中金银花清热解毒、疏散风热，野菊花清热解毒，蒲公英清热解毒、消肿散结；四妙散中苍术燥湿健脾、祛风散寒，薏苡仁利水胜湿、健脾、除痹、清热排脓，黄柏清热燥湿、泻火解毒、除骨蒸，牛膝补肝肾、强筋骨、利水通淋、引火引血下行。配伍当归补血调经、活血止痛，赤芍清热凉血、活血祛瘀，地龙活血通络，兼有清热之力，加鸡血藤增强活血通络之功，配伍甘草缓急止痛、清热解毒、调和药性。诸药合用，共奏清热解毒，利湿通络之功。药后湿热毒邪渐去，肢体经络疏通，则症状缓解，二诊热毒减轻，故减清热之野菊花，加土茯苓增强解毒除湿之力，药后病愈。

〔王静静　整理〕

第七章 其他疾病

一、奔豚

奔豚，最早见于《灵枢·邪气脏腑病形》："微急为沉厥奔豚，足不收，不得前后。"此处指奔豚发于足少阴肾经，表现为肾脉急，足活动迟缓不利。后《难经·五十六难》论述奔豚为五积之一，属肾之积，云"肾之积名奔豚，发于少腹，上至心下，若豚状，或上或下无时。久不已，令人喘逆、骨痿、少气"。《金匮要略》称之为奔豚气。豚，即小猪，因其发作时胸腹如有小豚奔闯，故名。从证候表现看，类于胃肠神经症出现的肠道积气和蠕动亢进或痉挛状态，亦可见于心血管神经症。

病案 王桂平，女，43岁。

2011年3月8日初诊 患者4日前生气后便觉有气从下腹部上冲心胸，伴有胸中憋闷，头晕头胀，每日发作1次，症状可持续数分钟至1小时不等。伴有口干，嗳气，手心汗出，前胸后背发凉，犹如泼冷水样。餐后体温略升高，每日体温波动在37.1 ℃~37.5 ℃，纳眠可，二便调。舌淡红、苔中根部白厚腻，脉右寸弦大、左关弦、两尺沉。

【辨证】肝胃不和，气逆上攻。

【治则】疏肝和胃，降逆平冲。

【方药】茯苓桂枝甘草大枣汤、小柴胡汤合温胆汤加减。

茯苓 20 g	桂枝 10 g	白术 10 g	半夏 10 g	黄芩 10 g	白芍 10 g
枳实 10 g	竹茹 10 g	干姜 10 g	柴胡 12 g	赭石 15 g	龙骨 25 g
牡蛎 25 g	炙甘草 6 g				

7剂，水煎服，每日1剂

二诊（3月15日） 服药期间气冲胸闷症状未作，手心汗出止，体温正常，稍有头晕，舌淡红、苔白厚腻，脉弦滑。改用温胆汤合小柴胡汤加减：

柴胡 12 g　茯苓 20 g　半夏 10 g　陈皮 10 g　厚朴 10 g　苍术 10 g
枳壳 10 g　竹茹 10 g　黄芩 10 g　香附 10 g　羌活 10 g　甘草 6 g
7 剂，水煎服，每日 1 剂

三诊（3月22日） 患者近来无明显不适。纳眠可，二便调。舌淡红、苔白腻，脉弦滑。上方继服 7 剂。

【按】 奔豚一由肾脏寒气上冲，一由肝脏气火上逆所致，以发作性自觉气从少腹上冲胸咽为主要症状特征。发作时，常伴见腹痛、胸闷气急、头晕目眩，心悸、惊恐、烦躁不安，发作过后如常，有的夹杂寒热往来或呕吐症状。正如《金匮要略·奔豚气病脉证治第八》云："奔豚病从少腹上冲咽喉，发作欲死，复还止，皆从惊恐得之。""气上冲胸，腹痛，往来寒热，奔豚汤主之。""发汗后，脐下悸者，欲作奔豚，茯苓桂枝甘草大枣汤主之。"论述了奔豚病的病机和治疗。

《伤寒论》第 65 条亦云："发汗后，其人脐下悸者，欲作奔豚，茯苓桂枝甘草大枣汤主之。"成无己《注解伤寒论》云："本方用茯苓以伐肾邪，桂枝能泄奔豚，甘草、大枣之甘滋助脾土以平肾水气。煎用甘澜水者，扬之无力，取不助肾气也。"本案患者因情志不畅引起奔豚发作，胸中憋闷，头晕头胀，手心汗出，为肝郁气逆之象；前胸后背发凉，犹如泼冷水样，餐后低热，可谓往来寒热的表现；口干，嗳气，以及舌脉所见，为肝胃不和之征。然因患者痰湿内蕴，去味甘滋补之大枣以免助湿。另合小柴胡汤、温胆汤方主药，加白芍柔肝，方中亦包含了苓桂术甘汤、桂枝甘草龙骨牡蛎汤、四逆散、橘枳姜汤方义在内。

〔谷秋昱　整理〕

二、口咸

口咸是指患者口中的异常味觉。查中医诸古籍："咸入肾""肾欲咸""肾在味为咸""谷味咸，咸走肾""肾热则口咸，肾液上乘也"，

第七章　其他疾病

169

等等，可以看出中医常常将口咸责之于肾，认为肾病及寒水上泛是口咸的主因。现代医家亦多从肾（肾阴虚、肾阳虚、心肾不交）、脾胃（湿热、痰湿、脾虚）病变治疗，也有少数肝气郁结、肾病及肺导致口咸的文献报道。

病案 马某，女，35岁。

2019年8月10日初诊 口咸近1个月。伴乏力，易急、心烦、心悸，手指关节凉感，手心时有刺痛感，足心热、易出汗，双下肢冷、转筋，遇冷容易流鼻涕、打喷嚏，脱发多，夏季出汗少。睡眠流口水，易醒，夜尿1次。大便稀，每日1~2次。舌胖大暗红、苔腻，脉寸关弦紧、尺沉。月经量少，月经首日腹痛，经色黑伴少量血块。流产2次以上。曾自服参苓白术丸口咸感略减轻。

【辨证】痰湿郁阻，少阳枢机不利。

【治则】疏解少阳，温化痰湿。

【方药】柴胡桂枝干姜汤、苓桂术甘汤合柴胡加龙骨牡蛎汤加减。

> 柴胡12g 桂枝10g 干姜10g 赤芍10g 白术10g 茯苓20g
> 龙骨20g 牡蛎20g 炙甘草10g
> 7剂。水煎服，每日1剂

复诊（8月17日） 诸症减轻。继服上方7剂，巩固疗效。

【按】本案患者临床症状繁多，寒热互结、虚实夹杂，同时气血兼病，涉及脾胃、肝胆多个脏腑。分析其临床症状可见以下表现

寒：双下肢冷、转筋，手指关节凉感，遇冷容易流鼻涕、打喷嚏。

热：手足心热、易出汗，手心时有刺痛感。

郁：易急、烦、悸，脉寸关弦紧、尺沉。

瘀：痛经、经色黑伴少量血块，舌质暗红。

虚：乏力，大便稀，月经量少。

湿：睡眠流口水，舌胖大、苔腻。

《伤寒论》第147条云："伤寒五六日，已发汗而复下之，胸胁满微

结、小便不利、渴而不呕、但头汗出、往来寒热、心烦者，此为未解也，柴胡桂枝干姜汤主之。"第107条云："伤寒八九日，下之，胸满、烦惊、小便不利、谵语、一身尽重，不可转侧者，柴胡加龙骨牡蛎汤主之。"

柴胡桂枝干姜汤用于治疗胆热脾寒，气化不利；柴胡加龙骨牡蛎汤治疗的是三阳均受邪，主治少阳，利枢机，安神。《医宗金鉴》认为柴胡加龙骨牡蛎汤证，"是证也，为阴阳错杂之邪；是方也，亦攻补错杂之药"。少阳为枢，不仅是表证传里的枢机，也是三阳证转入三阴的枢机。少阳证多有兼变证，如少阳兼表的柴胡桂枝汤证，少阳兼里实的大柴胡汤、柴胡加芒硝汤证。而柴胡桂枝干姜汤证则是与大柴胡汤证相对的方剂，是少阳兼里虚寒之证。

《伤寒论》第67条云："伤寒，若吐，若下后，心下逆满，气上冲胸，起则头眩，脉沉紧；发汗则动经，身为振振摇者，茯苓桂枝白术甘草汤主之。"《金匮要略·痰饮咳嗽病脉证并治》云："心下有痰饮，胸胁支满，目眩，苓桂术甘汤主之。"苓桂术甘汤具有温阳化饮，健脾利湿之功效。主治中阳不足之痰饮，症见胸胁支满，目眩心悸，短气而咳，舌苔白滑，脉弦滑或沉紧。

本案的病机关键是痰湿郁阻，少阳枢机不利，柴胡剂可治疗外感病的少阳证，亦可治疗内伤杂病的枢机不利。本案属于内伤杂病，虽症状繁多，但把握病机用柴胡剂调整脏腑气化功能失常，以利枢机；以苓桂术甘汤温阳化饮，健脾利湿。方中以柴胡疏解少阳肝胆，桂枝、赤芍调和营卫，干姜、茯苓、白术健脾化痰祛湿，龙骨、牡蛎潜降安神，炙甘草和中并和诸药，使痰湿化、枢机利则诸病消。

〔刘贯龙　整理〕

三、如见鬼状

如见鬼状，见于张仲景《伤寒论》所描述的病症，相当于现代医学所描述的幻视，即视幻觉，属幻觉的一种。其内容比较丰富多样，形象可清晰、鲜明和具体，但有时比较模糊。幻视中所出现的形象可以是个别的人物或整套的景物。形象有时比实物大，有时则又比实物小。按幻象是否活动或内容是否改变，可分为所谓的"稳定性幻觉"和"舞台样幻觉"两类，前者形象不活动，后者则像舞台和电影形象那样活动而多变。较常见的是客观现实中可有的形象，但有时也可见到一些凶恶恐怖的鬼怪、猛兽等。幻视多见于意识障碍时，也可在意识清晰状态下出现。

病　案　李某，男，44岁。

2019年9月4日初诊　近半个月以来，每至傍晚6—7时眼前出现半透明状鬼状物，心中有恐惧感，不敢到地下室和车库。伴头晕，身体沉重，口干口苦，胃脘痞胀，偶有恶心，未呕吐，眠差，小便色黄，有异味，大便调。舌暗红、苔白厚腻，脉寸关弦滑大、右尺大。既往因工作原因，经常饮酒，体型较胖，有高血压及糖尿病病史。颅脑MRI：腔隙性脑梗死。

【辨证】痰热内郁，上扰清窍。

【治则】疏肝解郁，清热化痰。

【方药】小柴胡汤合温胆汤加减。

柴胡 15 g	黄芩 10 g	半夏 10 g	龙骨 30 g	牡蛎 30 g	茯苓 20 g
苍术 10 g	枳实 10 g	竹茹 10 g	远志 10 g	陈皮 10 g	栀子 10 g
甘草 6 g					
14剂，水煎服，每日1剂					

二诊（9月18日）　药后症减。近半个月以来未见鬼状物，但独处时仍有恐惧感，头晕未作，无口干口苦，胃胀减，纳可，眠差，夜间易醒，小便黄，舌暗红、苔白腻，脉寸关弦滑、尺沉。上方加炒酸枣仁、首乌藤各12 g，车前子10 g（包煎）。继服14剂。

三诊（10月2日）　药后诸症明显缓解，纳眠可，二便调。上方继服7剂以资巩固疗效。

【按】如见鬼状在《伤寒论》中有两处原文明确提出。其一，是在太阳病篇第145条："妇人伤寒，发热，经水适来，昼日明了，暮则谵语，如见鬼状者，此为热入血室。无犯胃气及上二焦，必自愈。"血室指的是女性胞宫，妇人热入血室证，出现如见鬼状，临床偶有遇到，而男性出现如见鬼状，实为罕见。对男性而言，热入血室当为热入精室。本案患者经常饮酒，身体肥胖，湿热下注，因工作压力，导致肝气郁阻，湿热下注，而见小便色黄，有异味。湿热之邪侵入精室，清浊相扰，浊邪害清，清窍被蒙，出现如见鬼状。因症状加重呈定时发作性，且伴有头晕、口干口苦、恶心等少阳症状，故遵张仲景治疗妇人热入血室原则，以小柴胡汤疏肝解郁清解少阳治疗。

其二是阳明病篇第212条："伤寒若吐若下后不解，不大便五六日，上至十余日，日晡所发潮热，不恶寒，独语如见鬼状。若剧者，发则不识人，循衣摸床，惕而不安。微喘直视，脉弦者生，涩者死。微者，但发热谵语者，大承气汤主之。若一服利，则止后服。"论述了邪入阳明，热实相结，浊热上扰，心神昏乱，故而昏谵乱言，行为失常，如见鬼状的病理现象。"日晡"是指傍晚时分，与本案患者每至傍晚6—7时眼前出现半透明状鬼状物时间基本相符。且其胃脘痞胀，偶有恶心，舌暗红、苔白厚腻，脉寸关弦滑大，已现阳明症状，唯大便尚未成实，盖因湿热之故。因此未选大承气汤，而治以理气化痰，和胃利胆的温胆汤。加龙骨、牡蛎、远志安神定志，加栀子清三焦之郁热，与温胆汤中之枳实合为清热除烦，宽中行气之枳实栀子豉汤方意。

药后患者症状明显改善，如见鬼状消失，再加安神之品炒酸枣仁、首乌藤；利水通淋、清肝明目、清热化痰之车前子，以助前功。

〔谷秋昱　整理〕

四、疫病（新型冠状病毒肺炎）

2019年12月，新型冠状病毒肺炎（简称新冠肺炎）在全球暴发。一般认为，人群对该病普遍易感，且尚无针对性的治疗手段。目前，少数具有潜在应用价值的药物正在进行临床试验，相关疫苗也处于研发当中。然考虑到疫情严峻，实属缓不济急。因此，卫生管理部门已要求积极发挥中医药作用，在病程的全阶段进行中医药干预。初步参与会诊的临床实践表明，中医药在本次疫情中显示出良好的疗效。新冠肺炎属于中医疫病范畴，本病病因为感受湿邪疫疠之气所致；病位主要在肺，与脾胃关系密切，涉及其他脏腑；病机复杂，主要围绕湿邪致病展开，或寒或热，早中期以实为主，后期虚中夹实；病程分为初期、中期、危重期、恢复期。

病案一　王某，女，28 岁。

2020 年 2 月 3 日中医科会诊　患者长期居住于武汉，于 1 月 17 日无明显诱因出现发热伴咳嗽，头痛等症，于当地社区医院就诊，按"感冒"治疗数日（具体用药不详），未见好转。1 月 22 日跟随丈夫回聊城阳谷县返乡过年，1 月 23 日因持续发热伴咳嗽于发热门诊就诊，行肺部 CT 示：左下肺炎。咽拭子新型冠状病毒核酸检测为强阳性，故收入隔离病房住院治疗。此例为聊城市第一例确诊的新冠肺炎患者。入院后，西医按照《新型冠状病毒感染的肺炎的诊疗方案（第四版）》治疗，给予抗病毒、抗感染、营养支持、心理干预治疗后，发热、咳嗽等症状明显缓解。但复查咽拭子新型冠状病毒核酸检测仍为强阳性。现已停用静脉治疗药物，建议中医协助诊疗。目前患者咳痰不明显，偶有胸闷，上腹部不适，纳差，睡眠欠佳，二便调。舌红、苔黄厚腻，脉弦滑。

【辨证】湿毒阻滞，中焦不运。

【治则】解毒化湿，健运中焦。

【方药】柴平汤合藿香正气散加减。

柴胡 12 g　黄芩 10 g　半夏 10 g　苍术 10 g　厚朴 10 g　陈皮 10 g
杏仁 10 g　薏苡仁 20 g　茯苓 20 g　藿香 10 g　桔梗 10 g　甘草 6 g
3 剂，每日 1 剂，早晚分服

2 月 4 日，患者服用上方 1 剂后，复查咽拭子新型冠状病毒核酸检测阴性。2 月 6 日再次复查核酸检测阴性。复查肺部 CT 示：左下肺炎症吸收，其他各项化验指标均正常，临床症状消失。经院、市两级专家组综合评估，符合出院条件，患者于2月7日治愈出院。此例为聊城市第一例治愈出院的新冠肺炎患者。

【按】结合全国各地新冠肺炎患者文献报道和谷万里所见30余例确诊患者的舌象表现，新冠肺炎患者大多数有舌苔厚腻，或白，或黄，甚者焦黑，此均为湿邪内蕴的表现。中医学认为：湿性重浊黏滞，易阻滞三焦气机，导致气化不利。湿邪阻于上焦，肺失宣降，可见咳嗽、咳痰、胸闷、气短等症状，影像学可见肺部磨玻璃影及肺间质改变；阻于中焦，中气不运，脾胃失于运化，可见胃脘胀满，纳差，恶心呕吐等症状；阻于下焦，可见大便黏滞或溏、小便短赤等症状。此次新冠肺炎患者临床表现以上中焦为主，病位偏于中上二焦。证属湿毒内蕴，湿与毒合，难分难解，故以中药解毒化湿，健运中焦，使湿去毒孤，则毒邪丧失生存的内环境，患者咽拭子新型冠状病毒核酸检测得以迅速转阴，临床症状随之缓解。

柴平汤出自宋代骆龙吉的《增补内经拾遗方论》卷三引《宣邸便方》，为《伤寒论》小柴胡汤与《太平惠民和剂局方》平胃散合方而成。《医方考》云："用小柴胡汤以和解表里，平胃散以健脾制湿，二方合而为一，故名曰柴平。"小柴胡汤称之为经方（古方），平胃散与之相对则称之为时方（今方），经方与时方合用，刘渡舟教授称之为"古今接轨方"。结合本案患者上腹部不适，纳差，舌红、苔黄厚腻，脉弦滑，此为肝脾不调，枢机不利，湿毒蕴结之象。少阳为表里之枢，中焦为气机升降之枢，故调理少阳枢机，则表里气机调和；斡旋中焦枢机，则脾胃升降正常。方中柴胡、黄芩、半夏解表清里，和解少阳之枢机；苍术、厚朴、陈皮燥湿健脾，使中焦脾胃健运，理气化湿，气机通利，则湿毒之邪可化。

藿香正气散载于《太平惠民和剂局方》卷二，汪昂《医方集解》称其为"此手太阴足阳明药也"。清代著名医家陈修园《医学三字经》将藿香正气散列入治疗疫病常用方中，是解表化湿、理气和中的经典方剂。该方对新冠肺炎患者出现的食欲欠佳、恶心、呕吐、脘痞胀满、腹泻或便秘等胃肠道不适症状有治疗作用。方中加入杏仁宣利上焦肺气，气行则湿化；薏苡仁甘淡性寒，渗湿利水而健脾，使湿热从下焦而去。诸药合用，共奏解毒化湿，健运中焦之功。

病案二 江某，男，25岁。

2020年2月3日中医科会诊　患者长期居住于武汉，1月22日自武汉返回莘县过春节，24日出现发热、干咳伴咽痒等症状，遂于莘县第二人民医院就诊，行咽拭子新型冠状病毒核酸检测阳性，肺部CT示：①符合右肺下叶感染性病变CT表现。②支气管炎。患者以"新型冠状病毒感染的肺炎"收入隔离病房治疗。1月25日患者转院至莘县人民医院，2月3日上午转入聊城市人民医院，复查咽拭子新型冠状病毒核酸检测仍为阳性。中医会诊见：体温正常，仍咳嗽，患者自诉咽痒则咳，痰少许，纳眠可，二便调。舌略红、苔白腻，脉弦滑。

【辨证】湿毒化热生风。

【治则】祛风解毒，清热化湿。

【方药】僵蚕散、止嗽散合桑白皮汤加减。

半夏10 g	僵蚕10 g	防风10 g	桔梗10 g	紫菀10 g	蜜百部10 g
桑白皮10 g	杏仁10 g	黄芩10 g	金荞麦15 g	苍术10 g	茯苓20 g
鱼腥草15 g	甘草6 g				
3剂，每日1剂，早晚分服					

2月5日患者服中药2剂后复查咽拭子新型冠状病毒核酸检测阴性，2月7日再次复查咽拭子新型冠状病毒核酸检测仍为阴性，复查肺部CT示：右肺下叶炎症灶吸收，其他各项化验指标均正常，临床症状均缓解。患者于2月8日经新冠肺炎专家组评估，达到了《新型冠状病毒肺炎诊疗方案（第五版）》中解除隔离和出院标准，准予出院。此例为聊城市第二例治愈出院的新冠肺炎患者。

【按】本案患者舌脉表现仍为湿热疫毒之邪犯肺，与前者不同的是患者表现为咽痒则咳，痰少，属中医学咽部风邪滞留之象。风之所伤，源于湿毒化热而成，故治以祛风解毒，清热化湿。

僵蚕散出自《医彻》卷三，由僵蚕、半夏、防风、前胡、荆芥、桔梗、葛根、枳壳、玄参、薄荷、大力子、甘草、生姜组成，主治喉风。止嗽散出自程国彭的《医学心悟》卷三，该方配伍特点是温润和平，温而不燥，润而不腻，散寒不助热，解表不伤正。正如程国彭所云："药不贵险峻，唯其中病而已。此方系予苦心揣摩而得也。"桑白皮汤出自《古今医统》卷四十四引《医林》之方，由桑白皮、半夏、苏子、杏仁、贝母、栀子、黄芩、黄连组成，具有清肺降气、化痰止嗽之功效，主治肺经热甚，喘嗽痰多。

　　本案处方选取僵蚕散中祛风化痰的三味主药半夏、僵蚕、防风，止嗽散中润肺止咳的三味主药桔梗、紫菀、百部，桑白皮汤中清肺降气的三味主药桑白皮、杏仁、黄芩，加清肺化痰之金荞麦、鱼腥草，燥湿化痰的苍术、茯苓，以甘草调和诸药，共同组方。诸药合用，使湿邪去而毒无所附，肺热清则风无所生，患者药后诸症消失而愈。

〔王静静　整理〕

谷万里： 坚定的中医传承弘扬者

（城市信报，2012 年 9 月）

近几年，随着人们对传统医学的重新认识，中医开始复兴。大家都说，西医治标，中医治本；西医见效快，中医治未病。那么到底中医与西医哪个更好？二者的区别究竟在哪里？记者就此访问了聊城市人民医院中医科副主任谷万里，听听他的见解。

提起谷万里，很多人便自然地想到他的父亲，技术精湛、医德高尚的全国名老中医谷越涛。正是由于从小深受中医影响，在西医兴盛的 20 世纪 80 年代，谷万里毅然选择承袭家学，走上发展弘扬中医之路。

诊疗手段不同：
中医靠经验，西医靠理化手段

"不同民族和国家都有自己的传统医学，它是一部民族与疾病的斗争史，同时又受传统文化的影响，苗医、藏医、蒙医等都是典型的传统医学。中医作为我国固有的传统医学，把哲学、阴阳五行理论运用其中，距今已有几千年的历史。而西医则是清朝末年才传入中国的，它的理论体系是建立在解剖学基础上，借用物理化学手段比如显微镜、X 射线、CT、B 超等进行诊疗的。严格地说，这种诊断手段的进步是声、光、机、电技术的进步，而不是医学的进步。所以，西医的繁盛，更多的是西方文化强势的表现。"谈起中西医的区别，谷万里娓娓道来。

这个观点，谷万里在他的一篇博文《中医和西医：昨天和今天》中也有阐述。文中这样写道:"昨天,西医'科学'地断言:盲肠没作用,盲肠是人体的累赘,割掉不会引起盲肠炎;而今天,西医却又重新'科学'地宣布:发现盲肠可以分解类固醇,盲肠有作用,盲肠不是人体的累赘。昨天,西医对扁桃体炎鼓励切除扁桃体,以为可以一劳永逸;今天,却发现割掉后,人体少了一道防线,将更糟糕。"从这段话,我们可以感受到西方医学对人体和疾病认识的进步,但同时也反映出西医历史的浅薄。相比之下,中医则运用阴阳理论和五行思想构建它的理论体系,认为人体是一个系统的有机整体,任何一部分的缺失都会影响人体功能的平衡。

认识理念不同:
中医讲和谐,西医用对抗

大家都知道,看西医,一级一个水平,越是大医院,专业设备水平越高,治疗水平就越高。尽管科技在飞速发展,理化仪器在医学上的应用越来越多。但西医发展到现在,仍然有很多解决不了的难题。比如癌症。西医之所以见效快,是因为采用对抗疗法,通过手术切除和化疗、放疗手段消灭恶性细胞,但与此同时也杀死了正常细胞,造成人体免疫力低下。

而中医对癌症的认识则截然不同,它认为肿瘤细胞来源于正常细胞。中医与中国的传统文化一样讲究和谐,认为一旦人体的平衡被打破,就会生出疾病。这是中医和西医对疾病认识理念的不同,因此也造成了结果的不同。

谷万里大夫跟记者讲述了一个很典型的病例。去年,有位 80 多岁的老太太高热一个多月,做了全面检查也查不出病因,抗生素都用遍了也不见效。后来没办法转去了省立医院,花了上万元,还是查不出病因。百般无奈之下,病人家属找到了谷万里。经过诊断,谷万里发现老太太是由于体内湿热重造成的调节紊乱,于是给她开了药。老太太服下第一次药之后,体温就开始下降。这让病人家属感觉中医真是太神奇了。

心血管疾病被称为老年病。为了更好地解决这种病,西医发明了放支架的办法,确实起到了很好的疗效。但随之问题也呈现出来,虽然放支架后大血管通了,但微循环却得不到改善。对此,中医也有自己的治疗方法,使心血管疾病得到有效缓解的同时,生活质量还能够得到保障。

对于肿瘤同样如此。只要病人坚持服药,也能收到很好的效果。谷万里告诉记者，曾经有个食管癌病人，坚持吃了一年多中药，现在已经基本康复了。中医的神奇疗效，让外国人也产生了浓厚的兴趣。在北京，就有不少外国人专程到中国来看中医。在国外，中医也很受欢迎。据说，英国就有 3000 多家中医诊所。

品格：
专心医术，淡泊物质

都说，中医越老越吃香。意思就是，做一名中医只有经历无数次各种各样的临床实践才能具有丰富的经验，才能辨证论治、对证下药。因此，医院要培养一名好中医往往要耗费几十年的时间。同样，要成为一名优秀的名中医需要多年经验的积累和对医术的潜心钻研。这是一种心境的修养。在这个快节奏的现代社会里，他们似乎只活在自己的医学世界里，慢而沉稳，清静而无争。

旁观谷万里大夫把脉问诊时便是如此。望闻问切，循序渐进，无一落下，略一思索，大笔一挥，漂亮的处方便落于纸上。若是病人有疑问，便细心地解答，语气不紧不慢，拿捏着说话的语气和尺度，小心地不给病人增加心理负担。整个诊治时间不长，却利落周到。

谷万里在病人中很有口碑，不少人慕名前来。在挂号处，经常听到有病人问"谷大夫今天上班吗"类似的话语。对于有经验有名气的中医大夫来说，个人开诊所其实要比在医院上班收入更为可观。常见街头有不少小诊所因聘请退休专家坐诊而人头攒动，药价高昂。记者与谷万里探讨这一话题，他微微笑道："在医院上班是为了治病，如果为了挣钱就不会在医院待着了。"

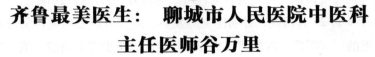

齐鲁最美医生：聊城市人民医院中医科主任医师谷万里

（齐鲁网　作者：孙克峰　2016—11—03）

谷万里的名气很大，很多患者慕名而来。

可是见到他的那一刻往往会有颠覆性的印象，患者心目中的谷万里是一个老者形象，眼前的这名聊城市人民医院中医科主任医师却是一名地道的帅哥。

46 岁的谷万里一表人才，外貌看起来比同龄人年轻很多。一般人会认为，这是因为谷万里是一名中医，懂养生、会保养。

其实，超负荷工作是他的生活常态，一周四天门诊，日均门诊量 120 多人次，最高时接近 200 人次，工作时间长达十几小时，晚上还要熬夜查资料、做研究。

门诊之外，谷万里还要查房、会诊等，每天的日程都安排得很满，晚上 12 点前很少睡觉，这对健康非常不利。

谷万里保持青春容颜的秘籍是，淡泊名利、心存大爱。他的精力全部都投入到治病救人上，患者痊愈是他最开心的事儿，也是他生命里最重要的营养药。

博士毕业后，谷万里谢绝导师再三挽留，回到家乡工作，成为聊城第一位中医学博士，行医 25 年来，他治愈的患者有几十万人，所以他的帅气不仅仅显于外表，更体现在内心，在他身上彰显出的是医务工作者的道德高地。

家风：

让患者花钱最少　治病效果要最好

谷万里的父亲谷越涛是全国名老中医，淡泊名利，一心致力于发扬和传承真正的祖国传统医学，至今 73 岁仍坚持每周在原工作单位出诊两天。

"以最少的药味，最小的剂量，最精确的辨证，达到最佳疗效。"这是谷越涛行医 50 多年一直坚守的原则，同时也深入到谷万里的脑海里，被其奉为圭臬。

谷万里用药很精练，且首选价格低廉的药材，通常一剂药的价格就是几块钱，或者十几块钱，但治疗效果却非常好。

家住聊城市区的孙明庄小朋友今年刚满五岁，却是谷万里的老病号，还在襁褓时，父母就经常带他找谷万里看病，两三剂药喝下去，药到病除。

2014 年 6 月 25 日傍晚，孙明庄突然发热，还伴有剧烈咳嗽，父母带着他赶到离家最近的一家医院，医生建议立即住院治疗，至少需要输液一周，花费千元以上。

最让孙明庄父母不放心的还是治疗方式，因此他们离开这家医院，敲开谷万里的家门，获得一个免费处方，花 13 元在聊城市人民医院中药房拿了三剂中药，孩子的病奇迹般痊愈了。

2015 年 7 月，东昌府区柳园办事处年近九旬的张老太太持续高热 38.5 ℃，做了各项检查，省里和北京都看过了，花费数万元，未查明原因。

在家人的陪同下，老太太慕名找到谷万里。

经望闻问切四诊，按中医辨证为三焦湿热，谷万里开了三剂蒿芩清胆汤。患者花费不过 40 元，体温降为正常，又加减服用一周，完全治愈。

简便验廉的传统中医特色在这里得到了体现，让老百姓体验到中医药的疗效，谷万里认为这就是对中医药最好的传承和弘扬。

其实，这仅仅是谷万里行医过程中两个微不足道的小事例，他每年的门诊量两万五千多人次，"少花钱，看好病"贯穿始终。

真正的中医就是这样，不会在浮躁的社会中迷失自我，不会因为金钱的诱惑冲破道德底线，而是在沉静中追寻博大精深的传统文化精髓，播撒大爱。

这也是谷氏"踏实做事，本分做人"家训的体现，在谷万里的记忆里，家里从来没有因为任何事儿讲过排场，他和弟弟结婚时没有宴请一个朋友，尤其是父亲的治学思想对他影响非常大。

学风：
用哲学洞悉病机　达到精准的辨证

让患者花最少的钱就能治好病，前提条件就是医生的水平高，能以"四两拨千斤""用药如用兵"的哲学与军事思想洞悉病机，达到精准辨证，治疗临床疑难杂症。

这一点，在谷万里的行医过程中得到淋漓尽致的体现，这得益于他深厚的中医理论功底和大量的临床病例研究。

谷万里自幼随父亲全国名老中医谷越涛和母亲王桂枝学习中医，而在他的求学路上更是得到众多名师指点。

在山东中医药大学本科、硕士毕业后，他考取北京中医药大学中西医结合临床心血管专业博士研究生，师从全国名老中医、中央保健会诊专家、中日友好医院史载祥教授。

博士毕业后谷万里谢绝导师的再三挽留，坚持回到家乡工作，他也成为回聊城工作的第一位中医学博士，而他的同届同学绝大多数都留京工作，少数离开北京的也都去了省级医院。

怀着对家乡这片热土的热爱，谷万里夜以继日地工作，2012 年晋升主任医师。

端正的治学态度让谷万里对传统中医有了更深层次的认识，他把在中医探索路上感悟的点点滴滴汇集成文字，先后发表学术论文 120 余篇，主持、参与完成国家、省、市科研课题 15 项，主编或参与编辑 10 部专著……同时担任青岛大学医学院中西医结合专业硕士研究生导师，目前已培养毕业研究生 8 人。

在临床上，谷万里擅长运用中医药治疗内科疾病，对心脑血管病、消化、呼吸系统疾病和肿瘤、颈腰椎病的治疗积累了丰富的临床经验。

在肿瘤的治疗方面，根据多年的临床经验，在放疗、化疗的同时，配合中医药治疗，显著地提高了肿瘤患者的生存时间和生活质量。同时，采用单纯中医中药的方法治疗肿瘤，取得了良好的疗效，使肿瘤患者的生存期显著延长，个别肿瘤患者达到了临床治愈。

有一位肺癌患者坚持服用谷万里开出的中药三年，至今连续八年复查，病灶未见发展，日常生活未受影响。有位食管癌患者，坚持服用一年多中药，饮食正常，未出现不良反应和转移灶，生存期超过了七年。

根据中医辨证，谷万里对治疗内科疑难杂症取得了良好效果。

有位 80 多岁的老太太高热一个多月，做了全面检查也查不出病因，使用过多种抗生素仍然高热不退，辗转在多家省级以上医院诊治，花费了上万元。百般无奈之下，患者家属找到了谷万里。

经过中医辨证，谷万里发现老太太是因体内湿热重造成的调节紊乱，于是给她开了中药。老太太服下第一次药之后，体温就开始下降，七天后体温完全恢复正常。这让患者家属感觉中医真是太神奇了。

作风：

为困难患者垫钱　拒外界金钱诱惑

因临床疗效高，用药价格低，体现了传统中医简、便、验、廉的特点，谷万里深受患者好评，目前他已经成为聊城中医的一张名片。

在聊城市人民医院挂号处，每到谷万里的专家门诊日，凌晨四五点就可看到排队挂号的患者，经常听到有病人问"谷大夫今天上班吗"类似的话语。

目前，谷万里每周坐门诊四天，许多患者通过口碑相传，从北京、内蒙古、陕西、新疆、深圳等地慕名来求诊，对一个地市级医院来说，这种现象并不多见。

虽然每天限号80人，但为了方便患者，谷万里常常为外地患者加号，中午往往要到12点半后才能吃午饭，下午时常要到7点多才能下门诊。"能让患者看上病或少跑一次，我累一点没关系。"

谷万里的书橱里放着患者送来的数十面锦旗，他没有悬挂，这是他一贯低调做事风格的体现，并不意外，但患者遇到困难时，他总会很主动地去帮助。

谷万里上门诊，口袋里总是带着几百元钱，对生活困难的患者，或者外地患者临时需要做必要的检查但没有带够钱，他会先给患者垫上，让其先进行诊治。

2015年12月，一女性患者，丈夫外出打工，自己在家发作心悸、胸闷，来医院就医，做了心电图，未发现明显异常，为其诊脉，发现脉结代不齐。

为进一步明确诊断，谷万里建议患者进一步做动态心电图检查，但她没有带钱，并且难受异常，不能活动。谷万里给她针灸治疗病情暂时缓解后，给她开了申请单，并替她交了费，护送到心电图室做动态心电图。

除了繁忙的门诊工作，谷万里坚持每周抽出一天去病房查房和院内会诊。在聊城市率先开展了中医体质辨识和亚健康调理工作；开展了中药熏蒸疗法、穴位贴敷疗法、耳穴贴压疗法、穴位封闭疗法、膏方疗法、艾灸疗法、辨证食疗等特色疗法。

在完成临床、科研和教学工作的同时，谷万里积极参与和开展中医药科普工作，是山东省健康教育巡讲专家，山东省中医药科普巡讲专家，山东省中青年优秀保健人才培养对象。

他还在各类报刊发表科普文章150余篇，主编《老年保健与中医养生》等多

以平为期
——名中医谷万里临证百案

部科普书籍，在聊城电视台讲解四季中医养生，深受广大群众的欢迎。

名气大了，找他看病的患者越来越多，向他抛橄榄枝的医疗机构也越来越多，并许以高额报酬和股份，邀请其过去坐诊，但都被谷万里拒绝了。

"万钟一品不足论，时来出乎苏元元"是宋代诗人陆游的诗句，意为，高官厚禄并不足念，重要的是有了机会要接济苍生，为民造福。

对此谷万里有自己的体会，他说："国家给我提供的这个平台已经足够大了，完全可以实现为患者解除疾病痛苦的愿望，至于名利和金钱，在我的人生字典里没有它们的位置。"

国粹家学　齐鲁最美

——记聊城市人民医院中医科主任谷万里

（《山东保健》杂志　2017年第2期　李耀华）

编者按　中华文明历经近两个世纪的弱势生存，几近消亡。现在随国势渐强而逐渐走上全面复兴的正路。医疗卫生领域的中医，在这个转折点上显现出传统文化惯常的卓越与沉静。采访谷万里，益发感到文明的复兴需要她的子民具备的精神特质——信仰、仁爱、求知、创新——使这种文明具备柔韧、顽强、自新、生机的个性。

家学渊源，累世功业

谷万里出身中医世家，自幼随父亲全国名老中医谷越涛主任医师和母亲王桂枝主任医师学习中医，1991年毕业于山东中医药大学，在聊城市中医院内科工作，任住院医师，1994年考取山东中医药大学中西医结合临床消化专业硕士研究生，师从名老中医祝德军教授，毕业后回聊城市人民医院工作，2003年晋升副主任医师，2004年考取北京中医药大学中西医结合临床心血管专业博士研究生，师从全国名老中医、中央保健会诊专家、中日友好医院史载祥教授。2007年毕业后回聊城市人民医院工作至今，2012年晋升主任医师。

谷万里说，走到这一步与家学影响密不可分。谷万里的父母亲都是名中医。父亲谷越涛老先生1962年考入山东中医学院6年制本科，毕业后曾留校任教，并在省中医医院从事内科临床工作。后来因为家中老人需要照顾，夫妇一起回到老家聊城。一是为了更好地陪老人安度晚年，更主要的是，谷越涛老先生认为，农村缺医少药，乡亲们更需要身边有好医生，好医生更需要有更广泛的病人来源，丰富临床实践。基层中医院曾经一度开不出工资来，但老先生不改初衷，坚持为农村老百姓服务。经过在基层多年的摸爬滚打，谷老先生医术日臻圆熟。理论方面，老先生在《黄帝内经》《伤寒论》的理论探讨和临床应用方面有较精深的研究，旁及中国传统文化的理论探讨。1992年研制的中成药新品种"清中化湿丸"经专家鉴定，填补了国内空白。主编了《土单验方汇编》《糖尿病独特秘方绝招》。在国家和省级学术刊物发表论文 40 余篇。所撰论文《热入血室症》发表后又被摘要选载于全国高等医药院校教材第五版《伤寒论讲义》中;《略谈黄帝内经的恒动观与辨证论治》获山东省第二届优秀学术成果三等奖;《禅——一种独特的非药物疗法》获聊城地区优秀学术成果一等奖。曾获聊城地委、行署记大功和记功奖励。获香港紫荆花医学发展成就奖,两次荣获"聊城地区优秀科技工作者"称号。其业绩被收入多部国家级名人录中。1995 年,谷越涛先生被山东省卫生厅、人事厅确定为省名老中医药专家学术经验继承工作指导教师。

谷万里耳濡目染,父亲的做人、从医、治学,都对他产生深远影响。在他遵照父亲的嘱托顺利考上山东中医学院的时候,有人调侃谷老先生:"你怎么让孩子又上中医学院?"这正是谷老先生的远见,不仅大儿子上中医学院,二儿子同样上中医学院,两个儿媳妇也是中医学院毕业的,孙子的志向也是要做一名好中医!家风、家教、家传,谁说中医后继乏人?!

老人从医一生恪守仁爱、敬业之道,强调"以最少的药味,最小的剂量,最精确的辨证,达到最佳疗效"。

在这种家庭背景下成长起来的谷万里,近水楼台易得先机,从事中医临床工作 25 年,对心脑血管病、消化系统疾病和肿瘤、颈腰椎病的治疗积累了丰富的临床经验。采用中西医结合的方法防治介入后再狭窄和冠脉微循环障碍居国内领先水平。对原发性高血压的辨证治疗进行了多中心大样本的临床研究,达到了国际先进水平。对脑血管疾病采用中西医结合的方法,在常规西医内科治疗的基础上,采用中医药、针灸、康复综合治疗,取得了显著的疗效。在肿瘤的治疗方面,根据多年的临床经验,在放疗、化疗的同时,配合中医药治疗,显著地提高了肿瘤患者的生存时间和生活质量。

在完成临床工作的同时,注重开展科研工作。先后发表学术论文 120 余篇,主持、参与完成国家、省、市科研课题 12 项,主编出版《走出颈椎病的误区》《中西医结合胆病学》《中老年风湿病防治》《现代中医诊疗学》4 部专著,参编《现代中医心血管病学》《心力衰竭中西医结合治疗学》《功能性胃肠病辨证论治》等 7 部专著。先后获国家发明专利 4 项,聊城市科技进步二等、三等奖多项,多年被医院评为先进工作者。2009 年被聊城市委组织部、市人事局、市科协授予"聊城市第九届青年科技奖"。2013 年被评为聊城市名中医药专家,2013 年被授予聊城市卫生系统"三好一满意"活动示范标兵荣誉称号,2016 年获齐鲁最美医生荣誉称号。

在中医血瘀证的研究方面，提出了按照气血理论指导临床和基础研究，提出了血瘀证亚型的研究思路。对中医"气"的理论有深入研究，结合现代气体信号分子研究的前沿，对中医学"气"与气体信号分子的相通性进行了创造性的理论探索，并以大蒜素为载体进行了临床和基础研究。目前在研科研课题包括："大蒜素在 AS 不稳定斑块中发挥的作用及其病理机制研究"课题获山东省中医药科学技术研究项目资助，"中医临证'象思维'培养模式研究"课题获山东中医药大学教学科研项目资助，"药食两用中药在养生保健中的应用研究"获聊城市脑科医院科研经费资助。

谷万里目前已经培养青岛大学医学院中西医结合专业硕士研究生 9 名，聊城市卫计委组织的师承带徒 7 名。

善心仁术，验从中来

中医之长不仅长于绿色，更长于治未病。最好的治未病方法是提高大众养生知识知晓率。为此，谷万里以大量精力致力于中医药文化传播，积极参与和开展中医药科普工作，担任聊城市成无己研究会会长、聊城市健身气功协会会长，是山东省和聊城市健康教育巡讲专家，山东省中青年优秀保健人才培养对象。积极配合市卫计委组织的全市健康巡讲活动，深入党政机关、企事业单位，开展了近百场中医养生保健知识讲座，深受广大听众欢迎。因此，谷万里成了各大公共媒体的常客。除了做客广播电视、报纸杂志等传统媒体外，他还坚持每天抽出时间在"好大夫"网站上答复全国各地患者的咨询，为他们答疑解惑。目前，他的网页每天有近两千名患者登录。谷万里是聊城市中医药学会健康教育专业委员会主任委员，同时担任山东省健康教育巡讲专家、山东省中医药科普专家，他时时不忘向群众宣传中医药养生保健知识，为了普及中医药知识，宣传中医药文化，他还在新浪网开通了中医博客和微博，深受网友欢迎。

谷万里始终以仁和精诚、济世养生为己任，传承国医精粹，弘扬中医药文化。以这种精神投身临床，屡"验"不爽。如用静晕灵治疗眩晕；从湿热论治冠心病等，都收到良好效果。

他紧跟国际先进治疗技术，把中医药疗法提升到一个新境界。

就肿瘤治疗来说，一方面配合西医的手术、放疗、化疗、生物治疗后缓解毒性和不良反应，预防复发；另一方面，开展纯中医单独治疗。前者获得很好的辅助疗效，后者也获得突出疗效，有的肺癌患者服纯中药三年，癌症状消失；食管癌患者经治疗吞咽障碍消失。

在心血管治疗方面，使 91 岁冠脉狭窄 90% 的老先生免放支架，只服中药，维持良好的生活品质。

疗效好，自然受患者爱戴

患者家属王女士给医院领导写信，介绍了在聊城市人民医院找谷万里治疗的过程："一个多月前，我 80 多岁的老父亲肺气肿复发，我带着父亲跑了多家医院进行治疗，可那些医院的主任、专家们均表示已经无力回天，我们全家人都很悲痛。一个偶然的机会，我的一个朋友告诉我贵院中医科的谷万里大夫医术高、医德好，于是我们慕名来到贵院中医科，找到谷万里大夫为我们看病。谷大夫对我父亲进行了仔细检查，针对病情开了中药处方，并悉心地告诉我父亲日常的一些注意事项。回家后，我们按照谷大夫的方法喂老人吃药，在吃了 5 剂药以后，父亲就感觉喘气不那么憋了，之后又吃了 7 剂药，病情明显好转，到现在我父亲病情已得到很好的控制，上下楼自如。对此，我们一家人心中充满了对谷万里大夫的感激之情，是他给了我父亲第二次生命，是你们医院培养的大夫让我们全家人又看到了希望。在此我衷心地感谢谷大夫，也为贵院有这样一心为患者、医术高明、医德高尚的大夫而高兴。"

有位 80 多岁的老太太高热一个多月，做了全面检查也查不出病因，抗生素都用遍了也不见效。后来没办法转去了省级三甲医院，花了上万元，还是查不出来病因。百般无奈之下，病人家属找到了谷万里。经过诊断，谷万里发现老太太是由于体内湿热重造成的调节紊乱，于是给她开了药。老太太服下第一次药之后，体温就开始下降。这让患者家属感觉中医真是太神奇了。

为了把治未病落到实处，谷万里在聊城市率先开展了中医体质辨识及亚健康的中医养生保健工作，采用中药、膏方、食疗、穴位贴敷等多种方法对亚健康进行调理和干预。开展了深受广大患者欢迎的冬病夏治"三伏"穴位贴敷疗法和"三九"穴位贴敷疗法、膏方疗法、中药熏蒸疗法、经络排石疗法、耳穴贴压疗法、辨证食疗等特色疗法，取得了良好的社会和经济效益。使医院中医科在全市中医工作中走在前列，被聊城市卫生局授予"全市中医适宜技术推广工作先进集体"，他自己也被授予"全市中医适宜技术推广工作先进个人"荣誉称号。

在他带领下，中医科综合实力在全省处于领先地位，成为山东中医药大学实习教学基地，他个人被评为山东中医药大学实习教学优秀教师、优秀实习教学管理人员。中医老年病学科成为聊城市中医药重点专科，2011 年中医科被评为全国综合医院中医药工作示范单位。作为中医科主任和学术带头人，中医科 2015 年被评为山东省中医药重点专科，中医儿科被评为国家中医药管理局重点学科。

克勤克谨，安泰大众

由于求诊者众多，患者往往早晨 6 点钟之前就早早来到挂号室面前排队等候挂号。为了保证早晨 8 点钟正常开诊，他总是提前半小时上班，先到病房查看重点患者，制定好当日的诊疗计划后再到门诊。为了节省患者的等候时间，虽然门诊一坐就是 4 个多小时，谷万里不敢喝水，不上厕所。对一些外地来看病的患者，谷万里为了让他们节省时间减少开支，总是推迟下班，直到为他们诊治完毕。上午门诊诊治完患者往往到 12 点半后才能下班。中午简单地吃点饭，下午 1 点半继续门诊。下午无论多晚，必将当天挂号的所有患者全看完才下班。下班晚已经成了谷万里门诊的常态。

除了专家门诊，谷万里也总是有诊疗任务。会诊、出诊、开会等任务占据了大多数的时间。时常有患者不知道谷万里门诊的时间，远道赶来，谷万里总是尽量抽出时间为其诊治，即便是在休息时间，也赶到医院看病人，因此，常年来难得有一天完整的休息时间。

由于谷万里看病疗效好，患者常常口碑相传，许多患者慕名前来求诊。聊城本地区的患者很多，聊城周边地区的济南、泰安、德州、菏泽，河南濮阳、河北邢台常有患者来找谷大夫诊治。山东东部地区的青岛、烟台、潍坊、滨州也时常有来求诊的，甚至有一内蒙古的患者专程来医院中医科门诊求诊，甚至国外也常有患者专门前来找谷大夫看病、电话咨询。

随着学术思想深化和临床经验积累，谷万里的职业道路越来越自信。这种自信来自对我们传统文化的自信；来自对《易经》《黄帝内经》等传统经典理论的自信；来自临床实践疗效的自信；来自广大患者充分认可人心的自信！

中医健硕，国民永康！

医路漫漫，笃定前行

——访聊城市人民医院中医科主任医师谷万里

（聊城新闻网，《聊城人物》栏目，2017 年 8 月，记者 王博）

近日，在全省名中医药专家命名表彰大会上公布了 2017 年山东名中医名单。其中，聊城市中医院的谷越涛入选为全省 10 大名老中医，聊城市人民医院的谷万里入选为山东省名中医药专家。谷越涛与谷万里作为父子同时入选山东名中医，这在山东历史上是第一例，一时被传为佳话。

本期《聊城人物》，记者采访到谷万里，听他谈求学、行医的经历，对中医事业的感悟，以及作为一名医者对人生价值的追求。

归乡：聊城第一位中医学博士

谷万里出身中医世家，自幼随父亲全国名老中医谷越涛主任医师和母亲王桂枝主任医师学习中医，1991 年毕业于山东中医药大学，在聊城市中医院内科工作，任住院医师，1994 年考取山东中医药大学中西医结合临床消化专业硕士研究生，师从名老中医祝德军教授，毕业后在聊城市人民医院工作，2003 年晋升副主任医师。

2004 年，谷万里考取北京中医药大学中西医结合临床心血管专业博士研究生，师从全国名老中医、中央保健会诊专家、中日友好医院史载祥教授。博士毕业后谷万里谢绝导师的再三挽留，坚持回到家乡工作，他也成为回聊城工作的第一位中医学博士，而他的同届同学绝大多数都留京工作，少数离开北京的也都去了省级医院。

怀着对家乡这片热土的热爱，谷万里夜以继日地工作，2012 年晋升主任医师。行医 25 年来，他诊治的患者有数十万人，为聊城的医疗事业奉献了青春和智慧，抛洒了真情与汗水。

为学：学未有竟时，方成大医

孙思邈在《大医习业》中写道："凡欲为大医，必须谙《素问》《甲乙》《黄帝针经》、明堂流注、十二经脉、三部九候、五脏六腑、表里孔穴、本草药对、张仲景……等诸部经方，并须精熟，如此乃得为大医。……次须熟读此方，寻思妙理，留意钻研，始可与言于医道者矣……若能具而学之，则于医道无所滞碍，尽善尽美矣。"谷万里深知其理，他将学习研究摆在首位，数十年来，从未敢中断。他对中医深思善究，注重继承，敢于改革创新，不墨守成规，敢于大胆质疑，形成了自己的理念和学术思想，在各类病症的治疗上有了独到的研究。

在中医血瘀证的研究方面，按照气血理论指导临床和基础研究，提出了血瘀证亚型的学术思路。对中医"气"的理论有深入探讨，结合现代气体信号分子学术的前沿，对中医学"气"与气体信号分子的相通性进行了创造性的理论探索，并以大蒜素为载体进行了临床和基础研究。

在心脑血管病的研究方面，对原发性高血压的中医证型进行了全国多中心的大样本调研，取得了首次发现且未被临床干预的原发性高血压的第一手数据资料，并进行了辨证分型，研究成果受到国内外关注。采用中西医结合的方法防治介入后再狭窄和冠脉微循环障碍居国内领先水平。对脑血管疾病采用中西医结合的方法，在常规西医内科治疗的基础上，采用中医药、针灸、康复综合治疗，取得了显著的疗效。

在肿瘤的治疗方面，根据多年的临床经验，在放射疗法、化学疗法的同时，配合中医药治疗，显著地提高了肿瘤患者的生存时间和生活质量。同时，采用单纯中医中药的方法治疗肿瘤，取得了良好的疗效，使肿瘤患者的生存期显著延长，个别肿瘤患者达到了临床治愈。有一位肺癌患者坚持服用中药3年，至今连续10年复查，病灶未见发展，日常生活未受影响。有位食管癌患者，坚持服用中药一年多，饮食正常，未出现不良反应和转移灶，生存期超过了9年。

对内科疑难杂症，根据中医辨证，取得了良好疗效。有位80多岁的老太太高热一个多月，做了全面检查也查不出病因，使用过多种抗生素仍然高热不退。辗转在多家省级医院并到北京诊治，花费了上万元，还是查不出病因。百般无奈之下，患者家属找到了谷万里。经过中医辨证，谷万里发现老太太是由于体内湿热重造成的调节紊乱，于是给她开了中药。老太太服下第一次药之后，体温就开始下降，7天后体温完全恢复正常，这让患者家属感觉中医真是太神奇了。

自从上大学期间发表第一篇学术论文开始，20余年来，谷万里先后发表学术论文120余篇，主持、参与完成国家、省、市科研课题15项，主编出版《走出颈椎病的误区》《中西医结合胆病学》《中老年风湿病防治》《现代中医诊疗学》4 部专著，参编《现代中医心血管病学》《心力衰竭中西医结合治疗学》《功能性胃肠病辨证论治》等 7 部专著。先后获国家发明专利 6 项，聊城市科技进步二、三等奖多项。2009 年被聊城市委组织部、市人事局、市科协授予"聊城市第九届青年科技奖"。同时担任青岛大学医学院中西医结合专业硕士研究生导师，目前已培养毕业研究生 9 人。

医者：普同一等、志存救济

谷万里不忘本心，恪守传统中医医德理念，推崇"志存救济""一心赴救""淡泊名利"的思想境界，对待患者一视同仁、态度端庄并具备高度的同情心，对待同道则谦虚谨慎。

因临床疗效高，用药价格低，体现了传统中医简、便、验、廉的特点，深受患者好评。在挂号处，每当谷万里的专家门诊日，凌晨四五点钟就可看到排队挂号的患者，经常听到有患者问"谷大夫今天上班吗"。目前，谷万里每周门诊 4天，虽然每天限号 80 人，但是，为了方便患者，常常为外地患者加号，平均日门诊量在 130 人次以上，多时超过 200 人次，来诊患者除鲁西地区外，常有来自全国各地的患者慕名前来求治。中午往往要到 12 点半后才能吃午饭，短暂休息后开始下午门诊，时常要到 7 点钟才能下门诊。

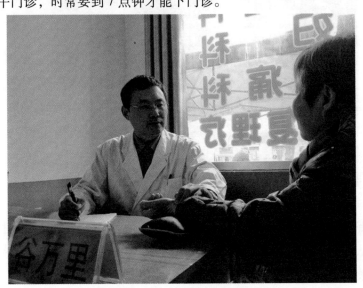

谷万里常常到基层参加义诊活动

谷万里上门诊，遇到患者困难的或者外地患者临时需要做必要的检查但没有带够钱，总会慷慨解囊，先给患者垫上，让其先进行诊治。谷万里的书橱里放着患者送来的数十面锦旗，他没有悬挂，这是他一贯低调做事风格的体现。

名气大了，向他抛橄榄枝的医疗机构也越来越多，并许以高额报酬和股份，邀请其过去坐诊，但都被谷万里拒绝了。对他而言，医者的好坏不在于栖身何处，赚钱多少。他说，国家给我提供的这个平台已经足够大了，完全可以实现为患者解除疾病痛苦的愿望，至于名利和金钱，在我的人生信条里没有它们的位置。

除了繁忙的门诊工作，谷万里坚持每周抽出一天去病房查房、院内会诊。在聊城市率先开展了中医体质辨识和亚健康调理工作，开展了中药熏蒸疗法、穴位贴敷疗法、耳穴贴压疗法、穴位封闭疗法、膏方疗法、艾灸疗法、辨证食疗等特色疗法。他带领全科同志共同努力，中医科先后被评为全国综合医院中医药工作示范单位、山东省中医药重点专科等。

传承：鲁西中医阵地上的坚守

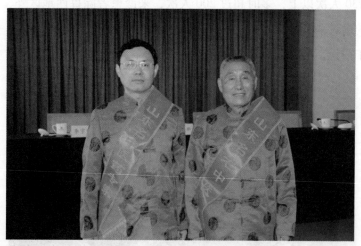

谷万里和父亲谷越涛获山东名中医荣誉

对于谷万里而言，传承的含义包含两种，一是对家风的传承，是对上一辈精神世界的认同与继承；另一个则是对中医传统的传承，是致力于数千年中医养生文明的延续与发扬。

谷万里的父亲谷越涛是全国名老中医，一生淡泊名利，一心致力于发扬和传

以平为期
——名中医谷万里临证百案

承真正的祖国传统医学，至今 73 岁仍坚持每周在原工作单位出诊两天。

"以最少的药味，最小的剂量，最精确的辨证，达到最佳疗效。"这是谷越涛行医 50 多年来一直坚守的原则，同时也深入到谷万里的脑海里，被其奉为圭臬。在家庭的熏陶下，谷万里始终以仁和精诚、济世养生为己任，传承国医精粹，弘扬中医中药。

成无己是宋代聊摄（今山东茌平县）人，是研究《伤寒论》的大家。著有《注解伤寒论》十卷，《伤寒明理论》三卷，《伤寒药方论》一卷。这三种伤寒著作，有注解、有论证、有论方，鼎足而立，联系紧密，相得益彰，开创以注解的方法研究《伤寒论》的先河，使后世能明伤寒之理，知伤寒之用，推动了伤寒学说的流传与发展，在中医发展史上，占有重要的历史地位。谷万里现担任成无己学术研究会会长，致力于成无己先生的医术精华能继续流传于世。

中医事业的振兴，离不开后继人才的培养。谷万里说，当前全市都有了国医堂，但中医人才仍旧匮乏，让老百姓都能看上中医，是时代赋予我们的责任。在他的主张下，成无己学术研究会开办了"成无己中医大讲堂"，邀请聊城市知名的中医面向社会免费授课，谷万里也经常去现场讲课，吸引了很多年轻中医、基层中医和中医爱好者。

在完成临床、科研和教学工作的同时，谷万里积极参与中医药文化相关的社会活动，致力于开展中医药科普工作。他还兼任聊城市健身气功协会会长，聊城市中医药学会健康教育专业委员会主任委员，是山东省健康教育巡讲专家，山东省中青年保健人才，聊城市政协常委、聊城市重大决策咨询委员会专家。他在各类报刊发表科普文章 150 余篇，主编《老年保健与中医养生》《谷大夫谈养生》《二十四节气话养生》《中医药特色疗法与养生保健》等科普书籍，在电视台讲解四季中医养生，深受广大群众的欢迎。

结束语

一个人，能够孜孜不倦地研习医学，并学有所成、学以致用，人们称他为一名医者；能够发挥医学专长，医治群众数十万计，进而著书立说、名显四海，人们称之为名医；能够传承中医精神的实质，致力于中医事业的延续和发展，留名于史册，人们称之为大医。医者的一生，宛如一条漫长大道，谷万里正满怀赤诚，笃定前行。

谷万里： 济世传道 医者无己

（聊城日报 2019—09—23 记者 申东方）

俗话说："西医认门，中医认人。"大病重病、疑难杂症在基层治疗效果不理想时，很多人会到北京各大医院求医；但在聊城市人民医院中医科主任谷万里的门诊，却不乏来自北京、内蒙古、深圳甚至国外的患者。对于一所地市级医院来说，这种现象并不多见。吸引他们的不仅是中医的魅力，更是谷万里的精湛医术。

除了山东省名中医之外，谷万里还有一个身份：成无己研究会会长。通过对成无己事迹的发掘，谷万里不断用自己的力量，促进中医文化的传播和弘扬。

仁心

放弃高就良机 博士毅然还乡

谷万里出身中医世家，父亲谷越涛是全国名老中医。1971 年，谷越涛和妻子王桂枝响应国家号召，放弃在山东中医药大学的教学工作，主动投身基层，来到原阳谷县石门宋公社卫生院，一待就是 9 年。

当时医疗条件有限，基层卫生院环境简陋。缺医少药，更没有先进的检测设备，西医往往有力难施，而对依靠"望、闻、问、切"来诊断病情、吃药花费较少的中医影响却不大。在这种条件下，谷越涛和妻子的医术得到了充分发挥。谷万里从小在卫生院长大，看多了被父母救治的患者脸上的笑容，对中医产生了浓厚的兴趣，更从小立志成为像父母一样的名医。高中毕业后，他果断报考了山东中医药大学。

1991 年山东中医药大学毕业后，谷万里回到聊城工作。此后他不断深造，于 2004 年考取北京中医药大学中西医结合临床心血管专业博士研究生，师从全国名老中医史载祥。博士毕业后，谷万里的同届同学绝大多数都留京工作，少数离开北京的也都去了省级医院。而谷万里怀着对家乡的一腔热忱，谢绝导师的再三挽留，放弃了更好的就业机会，坚持回到家乡工作，也成为回聊城工作的第一位中医学博士。

妙术
断病百无一失　疗疾三指回春

记者采访谷万里时，恰好有一位 40 多岁的患者专程从北京赶来求医。谷万里伸出三根手指搭在患者脉搏上，询问病情、斟酌处方，整个过程干脆利落，仅用了几分钟。开药时，谷万里询问患者："开一周药行吗？一周以后过得来吗？"患者答："能!"语气十分坚决。

坚决语气背后，是对谷万里医术的充分信任。行医 28 年间，谷万里诊治的患者有数十万人次。仅 2018 年，谷万里就接诊患者约 3 万人次。而不少被他接诊过的患者，往往下次还找他看病，这不仅因为谷万里诊断准确、用药有效，还因为他总会尽可能地减少患者的经济负担。

"以最少的药味，最小的剂量，最精确的辨证，达到最佳疗效。"这是谷万里的父亲谷越涛行医 50 多年来一直坚守的原则。谷万里在行医时谨记父亲的教诲，用药精炼，首选价格低廉的药物，通常一剂药的价格仅几块钱，或者十几块钱，但治疗效果却非常好。

在谷万里的患者中，有一位刚大学毕业的小伙子，本身不算壮实的他，长期高热反复、食欲欠佳，体重持续减轻。在医院检测血液，查不出原因，住院后要做骨髓穿刺进行深入检查，过程十分痛苦，小伙子一家打了退堂鼓。但病总得治，这时小伙子的家人想到了中医，便来到该院门诊部谷万里的诊室。服用 3 剂药后，小伙子的体温就降了下来；又服药半个月，病情稳定下来；又过了 10 天便痊愈出院了。现在，小伙子的体质大有改善，参军后还被选入海军陆战队。

宏愿
还原"亚圣"形象　弘扬中医文化

谷万里认为，中医是一门早熟的科学，古代已有李时珍、张仲景、成无己等名医将其推到一个高峰，但由于技术条件所限，一些病案资料没有流传下来，因此现代中医要在继承的基础上发扬光大。这也成为他除了治病救人之外的远大理想。

　　作为致公党党员，加上校友遍布世界各地，谷万里进行了不少海内外中医文化推广和交流，先后荣获"聊城市健康促进与教育工作先进个人""全市中医适宜技术推广工作先进个人"等称号。

　　有一次，一名在马来西亚开中医诊所的师弟来看望谷万里，说起学生时代所学的《中国医学史》上提到的首个全面注解《伤寒论》的名医成无己，谷万里自豪地说："成无己就是我们聊城人，家乡在荏平县洪官屯镇成庄！"师弟一听，十分兴奋，立马要到成无己故乡看看。谁知到达后，当地没有丝毫和成无己有关的遗迹。谷万里感觉很惭愧，也认识到目前对历史名中医的挖掘程度远远不够。

　　谷万里立志要将成无己的事迹还原给世人。他的想法得到了父亲谷越涛的支持。他们自费在成庄为成无己立了碑，又先后多次进京、赴内蒙古巴林左旗（成无己原行医处）查阅资料。随着谷万里的努力，成无己学术研究会揭牌、成无己标准像公布……这位医界"亚圣"的形象逐渐丰满，事迹也渐渐为人所知。

　　成无己被金国掳掠，治病救人之余，仍钻研著书，为中医北传起到了不容忽视的作用；谷万里放弃优厚待遇，返乡悬壶，不遗余力弘扬中医文化。两个不同时代的人，为了相同的济世初心，都做到了宠辱不惊、无我奉献。两个同样高尚的灵魂，仿佛跨越时空重合在一起。

图书在版编目（CIP）数据

以平为期：名中医谷万里临证百案 / 谷万里主编. -- 长沙 ： 湖南科学
技术出版社，2020.7
ISBN 978-7-5710-0577-1

Ⅰ．①以… Ⅱ．①谷… Ⅲ．①中医临床－经验－中国－现代 Ⅳ．①R249.7

中国版本图书馆 CIP 数据核字（2020）第 083520 号

YIPING WEIQI MINGZHONGYI GUWANLI LINZHENG BAIAN

以平为期　——名中医谷万里临证百案

主　　编：谷万里
总 策 划：张碧金
责任编辑：李　忠
出版发行：湖南科学技术出版社
社　　址：长沙市湘雅路 276 号
　　　　　http://www.hnstp.com
印　　刷：湖南凌宇纸品有限公司
　　　　　（印装质量问题请直接与本厂联系）
厂　　址：长沙市长沙县黄花镇黄花工业园
邮　　编：410137
版　　次：2020 年 7 月第 1 版
印　　次：2020 年 7 月第 1 次印刷
开　　本：710mm×1000mm　1/16
印　　张：13.25
字　　数：218000
书　　号：ISBN 978-7-5710-0577-1
定　　价：45.00 元